糖尿病になっても100歳まで長生きできる

牧田善二

健康人新書
廣済堂出版

この本を読めば、
糖尿病でも１００歳まで生きられる。

■「どうして、この本を読む必要があるの?」

あなたが「血糖値が高めですよ」と注意を受けたなら、もしくは、糖尿病と診断されたなら、本書を読むことは非常に価値のあることです。なぜなら、この本には、そんなあなたがいちばんに知っておくべきことが書かれているからです。これを知らずして、最新の糖尿病治療を受けることはできないでしょう。

まず理解しなければならないのは、「糖尿病がなぜ起こり、人工透析が必要になるのか」という医学的メカニズムです。

「いや、わたしにはそんなむずかしい話は理解できない」と拒否反応を示さないでください。一度、人工透析をはじめたら、生活の質はひどく落ち、かつ一生続けなくてはなりません。

それほど大変なことであるにもかかわらず、日本では、毎年1万6000人が新たに糖尿病による人工透析を必要としています。この人たちが、それまでなんの治療も受けていなかったはずがありません。そのほとんどが、自分の腎臓になにが起こっているかを知らないまま、「医者にかかっているから大丈夫だろう」と信じていたのです。

つまり、いまのまま医者にまかせていたのでは、あなたも人工透析が避けられなくなる可能性があるということです。

36年にわたり、わたしは糖尿病専門医として多くの患者さんたちを診てきました。とくに、もっとも恐ろしい合併症である糖尿病腎症に関する研究をずっと続けてきました。その経験と知識をつめ込んだのが本書です。

わたしは、医療の現場で実際に糖尿病治療に携わっている医者ですら知らない情報を、積極的にあなたに伝えていきたいと思っています。たとえば、糖尿病腎症の特効薬ともいえる薬が見つかっていますが、ほとんどの患者さんは、その恩恵に預かることができずにいるのが現状なのです。

そうした、糖尿病に関する本当の話や最新の薬、そして、具体的にあなたがどうすればいいのかについて、信頼できるデータをまじえながら、一般の人にもわかりやすいようにQ&A方式を用いて説明していきます。

読み終えたころには、あなた自身が誰よりも信頼のおける主治医となれるでしょう。

糖尿病専門医　牧田善二《まきたぜんじ》

糖尿病になっても100歳まで長生きできる

目次

パート1　あなたにまず知ってほしい5つのこと

パート2　あなたを守る「検査」と「治療」

パート3　医者が教えない「糖尿病の真実」

パート4　知らないと怖い「患者の心得」

パート5　誤解されがちな「食生活」と「運動」の注意

制作スタッフ
編集・構成・図版／造事務所
取材／中村富美枝
本文・DTP／三協美術

パート1

あなたにまず知ってほしい5つのこと

合併症の検査をしっかり受けて、適切な治療をすれば人工透析は避けられる。

01

■「人工透析には絶対なりたくない。避けることは可能か？」

糖尿病になってしまったけれど、人工透析はどうしてもいやだと考えるあなたが、注意を払わなければならない重要な指針が「尿アルブミン」です。尿アルブミンの検査で、その数値が６０００を超えたら人工透析は避けられません。まずは、このことをしっかりと心に留めておいてください。

そのうえで、怖い合併症である糖尿病腎症は、そもそもどうして起こるのかを説明しましょう。

血糖値が高い人の血液中に過剰に存在する糖は、タンパク質と結合してＡＧＥ（終末糖化物質）という物質をつくり出します。このＡＧＥは、焦げたシミのようなタチの悪い物質で、体中の正常な組織にベタベタとくっついては、その組織を壊していきます。

一方、老廃物をろ過して尿に排出する機能をもつ腎臓には、コーヒーをいれるときのペーパーフィルターのような役割をする膜があります。とても大事な膜です。しかし、ＡＧＥがその膜にくっつくと炎症を起こし、小さな穴があいてしまうのです。

穴があいてしまうと、普段だったら出てこないはずのタンパク質などの物質が尿に漏れ出てきます。アルブミンもそのひとつです。

膜の穴が増えたり大きくなったりすると、大切な血液中のタンパク質が尿に漏れ出てしまいます。ところが困ったことに、膜の穴の増加は止まることなく進み、人工透析を目前にするほど腎症がひどくなっていても、自覚症状はほとんどありません。だから、多くの人が手遅れの状態まで放置してしまうのです。

尿アルブミンの正常値は18

アメリカ糖尿病学会がもっとも権威ある専門誌と認める『Diabetes Care』(2015年2月号)に、とても興味深い論文が掲載されました。北欧で451人の1型糖尿病患者を発症から20年以上追跡し、合併症がどのくらいの割合で出てくるかを解析したものです。

生活習慣をおもな原因とする2型糖尿病と違い、ある日突然、インスリンがまったく出なくなり激烈な症状に見舞われる1型糖尿病は発症時期が明確です。そのため、経過年月の統計をとるのに非常に適しています。

それによれば、ヘモグロビンA1cが7・6以下の人には、20年経っても重症の網膜症

腎症悪化の経過

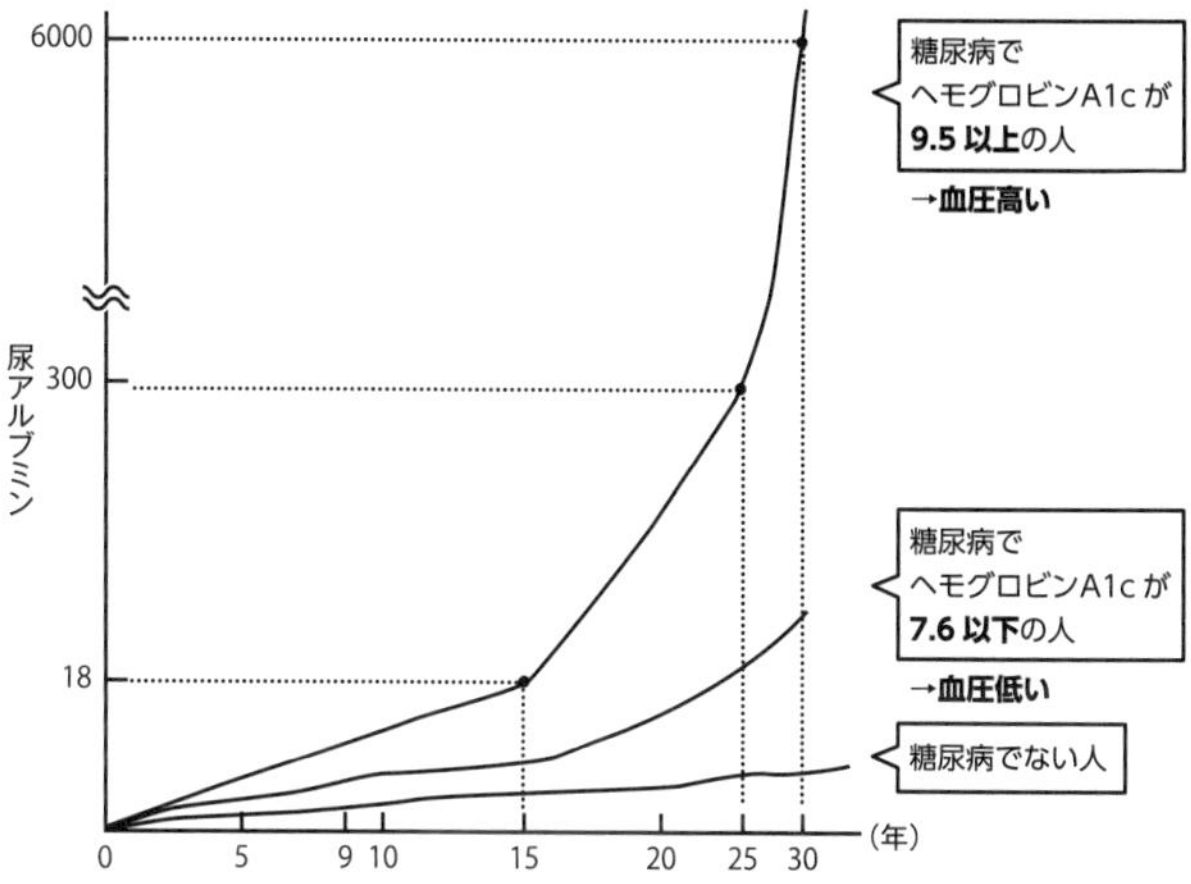

尿アルブミンが300までくると、最短5年ほどで6000に達し、透析になる。しかし、いまは、悪化を阻止する薬が発見されている。

や重症の腎症は出現しませんでした。

一方、9・5以上の人は51％に重症の網膜症、23％に重症の腎症が見られました。しかも、発症してから最短で9年、平均して15年あたりで増えていくこともわかりました。

この論文データと、これまでのわたしの経験をもとにして、尿アルブミンの変化についてまとめたのが上のグラフです。

糖尿病でない人でも、年齢を重ねると尿アルブミンは少しずつ上昇していきます。しかし、普通は上昇したとしても、値が18を超えることはありません。

ところが、ヘモグロビンA1cが

9・5以上あるような重症の糖尿病患者で、かつ血圧も高い人は、発症から9年くらいで尿アルブミンは18を超え、指数関数的に上昇し、300を超えたあたりからすごいスピードで上がっていきます。一般的には、尿アルブミンが300を超えてから早い人は約5年で6000に達し、人工透析が必要になるといわれています。

一方、血圧が高くなく、ヘモグロビンA1cが7・6以下でコントロールされている糖尿病患者なら、発症から少なくとも20年くらいは大丈夫。50歳で発病した人でも、70～80歳くらいまでは人工透析の心配はいらないだろうということになります。

ですから、血圧もヘモグロビンA1cも高い人は、尿アルブミンが300を超える前に適切な治療を受けることが非常に重要です。

血圧は上130、下80を超えてはいけない

尿アルブミン検査は、できれば3カ月ごとに行ないましょう。そして18を超えたら治療スタートです。この治療に必要なのは、たったふたつ。

ひとつは、血圧をコントロールすることです。

糖尿病患者が最初にコントロールしなければならないのは血糖値やヘモグロビンA1c

ですが、いざ腎臓が悪くなってきたら、それらよりも血圧に注意が必要です。というのも、高血圧は腎症を悪化させることがわかっているからです。上の血圧（収縮期）を130未満、下の血圧（拡張期）を80未満にいつも保ってください。

また、腎臓が悪くなるとかならず血圧が上がります。これを腎性高血圧といいます。普通の高血圧（本態性高血圧）なら処方された薬をひとつ飲めば血圧は下がりますが、腎性高血圧の場合、悪化するにしたがって薬の効き目が悪くなり、数種類（ひどいときには5〜6種類も）飲まなくては下がりません。

ふたつめは、この血圧コントロールに使う薬を選ぶことです。

降圧剤には、そのメカニズムによってさまざまな種類があり、腎臓をよくする薬、腎臓になんら関与しない薬、腎臓を悪くする薬があります。

「高血圧の患者さんには降圧剤を出そう」ということはどの医者も考えますが、そこで間違った薬を処方されたら、たとえ血圧はコントロールできても、腎臓そのものがやられてしまいます。

あなたが飲むべきは、腎臓をよくする薬、尿アルブミンを下げる効果のある薬です。薬についてくわしいことは23ページで説明しましょう。

ヘモグロビンＡ１ｃや血糖値を合併症発症の目安にするのは大きな間違い。

02

■「ヘモグロビンA1cや血糖値が高い。これはもう合併症？」

わたしのクリニックでは、患者さんに血糖値の自己測定をしてもらっています。食前と食後に測定していると、「なにを食べると血糖値が大きく上がるのか」が経験的にわかるようになるからです。

先日、通院して間もない患者さんから電話がかかってきました。

「大変です。昼食後に血糖値を測ったら、300を超えていました。予約をしていませんが、いますぐ診ていただいたほうがいいでしょうか」

どうやら、自分の予想をはるかに上回る高い血糖値が出たためにびっくりしてしまったようです。

多くの患者さんは、血糖値が高くなるとすぐ血管に傷がついてしまうかのように思っています。「こんなに高いのだから、もう合併症だ」とあわてるのです。

しかし、わたしが長年、合併症の発症メカニズムを研究してきた結果、これだけははっきりと言えます。合併症の直接の犯人はAGEであり、血糖値が上がったからといって即、血管がダメになるわけではありません。

血糖値の自己測定結果

2014年

月/日	朝前	後	昼前	後	夕前	後	寝前	食事・運動・低血糖など
1/17	122	127	292	128	268	325	258	217
1/18	**500**	377	136	**46**	285	348	221	273
1/19	237	197	187	**63**	226	206	321	206
1/20	255	103	150	89	317	391	**471**	254
1/21	377	190	167	**64**	150	124	106	168
1/22	187	209	113	236	240	210	145	191
1/23	222	170	126	97	78	98	136	132
1/24	177	167	237	139	299	90	112	174
1/25	237	207	109	174	248	282	276	219
1/26	233	132	140	200	**470**	247	270	242
1/27	335	183	210	97	450	146	114	219
1/28	233	311	303	109	187	341	374	265
1/29	259	269	122	117	211	231	186	199
1/30	122	153	149	235	328	**500**	259	249
1/31	172	91	187	85	260	252	324	196
平均	264	226	180	168	283	261	246	233

血糖値が高いときは500を超え、低いときには70を下まわっているが、合併症は発症していない。血糖値が500を超えても、不安定型糖尿病でも、合併症は進まない。

2015年

月/日	朝前	後	昼前	後	夕前	後	寝前	食事・運動・低血糖など
1/17	143	333	260	170	279	298	297	254
1/18	211	206	206	284	361	271	164	243
1/19	150	146	139	138	170	203	246	170
1/20	137	134	125	86	199	186	139	144
1/21	135	136	**68**	368	173	153	194	178
1/22	144	70	240	160	160	276	132	169
1/23	130	102	251	332	147	133	158	179
1/24	151	90	160	307	330	196	127	194
1/25	104	187	304	185	**525**	249	220	253
1/26	114	154	101	83	301	357	180	184
1/27	159	264	198	215	231	207	182	208
1/28	280	176	104	135	267	261	255	211
1/29	187	111	218	273	206	95	116	172
1/30	190	85	133	131	284	158	123	158
1/31	117	140	136	114	340	183	104	162
平均	160	171	186	180	239	196	190	189

血糖値が500を超えても合併症は出ない

右の表は、87歳になる男性患者さんの血糖値自己測定結果です。

この患者さんは1型糖尿病を40年以上患っており、その間、ずっとインスリン注射を打ってきました。1型のなかでも「不安定型糖尿病」と呼ばれるタイプで、このタイプはとくに血糖値にばらつきが出ます。このタイプについては87ページでくわしく述べます。

インスリンの効果で血糖値が低く抑えられているときもありますが、525、500、471と、とんでもない数値が散見されます。ところが、いまだ目にも腎臓にも合併症は出ていません。つまり、尿アルブミンは18以下の正常値です。

「わたしは、ほかの患者さんを安心させるため、ボランティアで測っているんですよ。血糖値が200を超えたくらいで大騒ぎしている患者さんに見せてあげてください」

この患者さんの言葉に甘えて、血糖値を気にしすぎる患者さんに、わたしはかならずこのデータを見せています。ヘモグロビンA1cを低めにコントロールしたほうがいいのは事実です。しかし、1日に1回や2回高い数値が出ても、恐れる必要はありません。

糖尿病は一生つきあう病気です。もう血糖値を気にしすぎるのはやめましょう。

腎症を劇的に治す
奇跡の特効薬が見つかったのに、
知らない医者がたくさんいる。

03

■「合併症の腎症は薬では治せないの？」

かつてわたしは、ＯＰＢ９１９５という糖尿病腎症の薬の開発に携わったことがあります。血糖値が４００以上のねずみにこの薬を与えると、まったく腎臓に合併症（糖尿病腎症）が出ず、動物実験の段階では非常に期待がもてました。しかし、副作用の問題で断念せざるを得ませんでした。

「やはり、合併症を薬で防ぐのはむずかしいのかな」

なかばあきらめて、いまのクリニックを開業したころ、「テルミサルタン（おもな商品名はミカルディス）」という高血圧の薬が、糖尿病腎症に効くという論文が発表されました。

前述したように、糖尿病腎症になると、ＡＧＥによって炎症を起こした膜に穴があき、尿中にアルブミンが漏れ出てきます。その腎臓の局所炎症をミカルディスが抑えることにより、穴が閉じられてアルブミンが出なくなるというのです。

昔からある高血圧の薬が腎症に効くなどとは、にわかには信じがたい話でしたが、わたしは患者さんに使ってみました。そうしたら、本当に効いたのです。

ただし、この薬が効くのは軽症の腎症であって、尿アルブミンが１０００を超えるような人にはダメでした。

ところが、２０１２年、かなり悪化した腎症であっても、スピロノラクトン（おもな商品名はアルダクトンＡ）という降圧剤をテルミサルタンに追加投与すると、劇的によくなるという論文が出ました。

スピロノラクトンは、１９５９年に開発された〝古ぼけた薬〟でした。その後、降圧剤としてはカルシウム拮抗剤に取って替わられ、まさに忘れ去られていた薬でした。

これまた半信半疑でしたが、結論からいうと驚くほど効きました。

わたしの患者さんが次々に回復した理由

左ページにあるのは、これらの薬を用いたわたしの患者さんたちのデータです。高かった尿アルブミンが、のきなみ下がっているのがわかります。

49歳の男性は、尿アルブミンが１０００を超えた段階で、ほかの病院からわたしのクリニックへやって来ました。尿アルブミンは３００を超えたあたりから急上昇し、６０００を超えたら人工透析は避けられません。この男性は医者から、「そろそろ透析ですね」と言われたそうです。しかし、アルダクトンＡなど３つの薬を併用することで、１７７７も

49歳男性

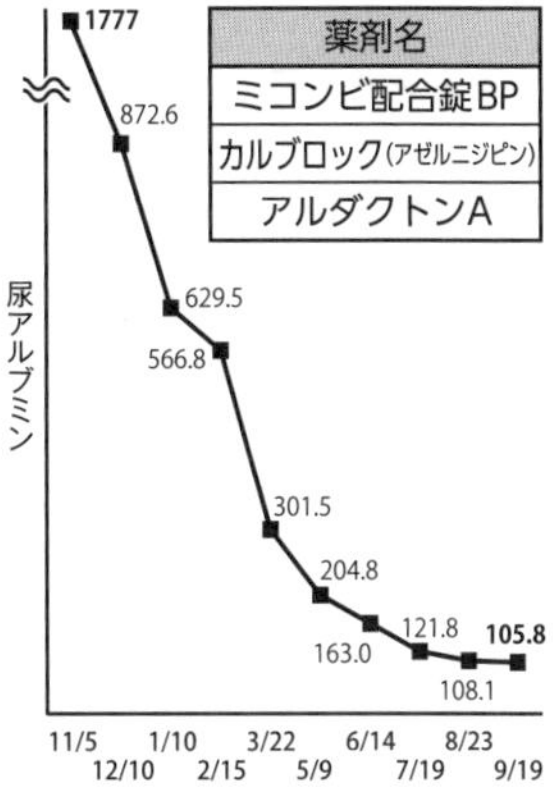

3つの薬を服用することで尿アルブミンを下げている。

66歳女性

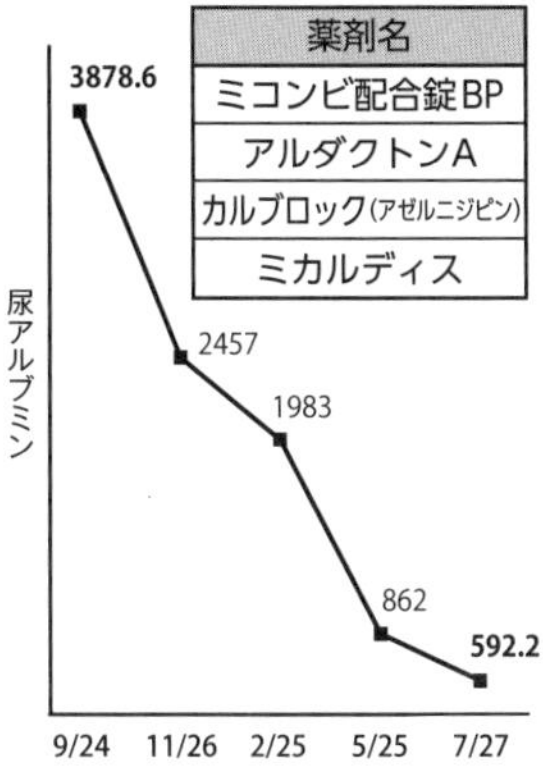

4000寸前まで上昇したが、500台まで下がった。

58歳男性

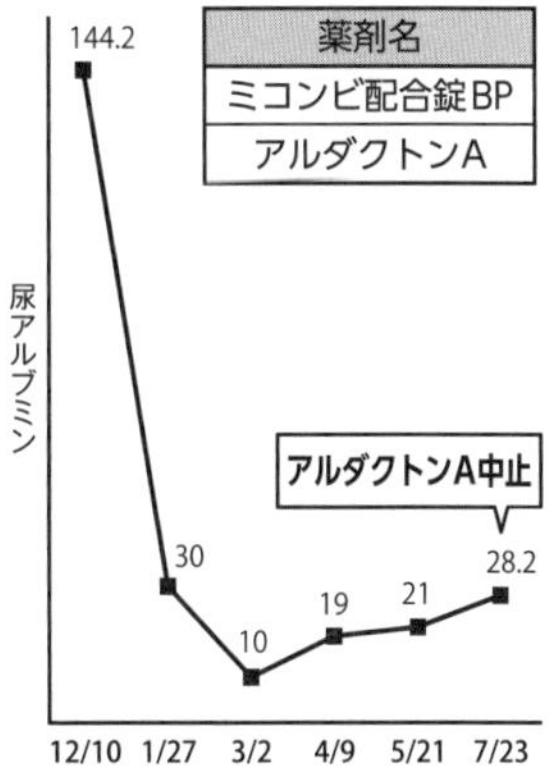

半年で30を切った。薬をひとつに減らしても安定してきている。

74歳男性

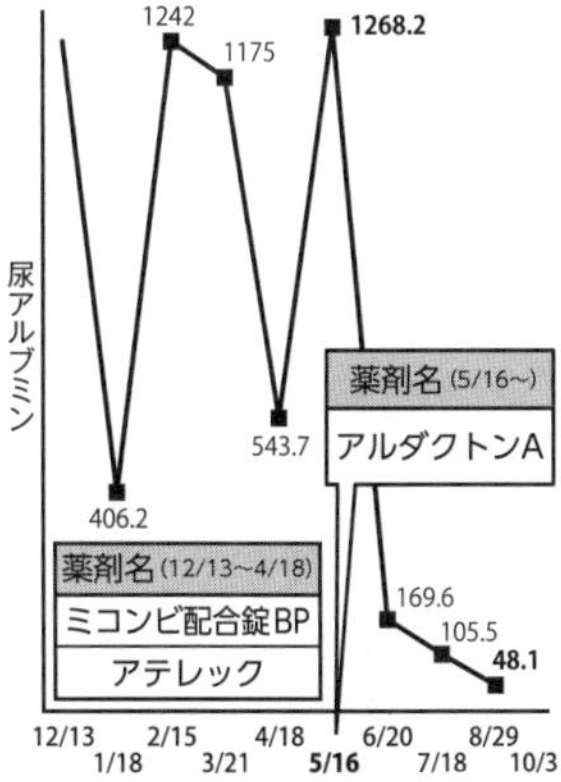

アルダクトンAの服薬をはじめたとたんに、値が下がっている。

あった尿アルブミンが105・8まで下がっています。

66歳の女性が来院したときの尿アルブミンは3878・6。かなり厳しい状態で、わたしも心配になりましたが、4つもの血圧の薬を投与した結果、1年もしないうちに592・2まで落ちています。

58歳の男性の場合、2種類の薬を飲んだところ、約半年で144・2から28・2まで尿アルブミンが下がり、この段階で薬をひとつに減らしました。このままいけば、薬をすべてやめることができるかもしれません。

2003年から通院している74歳の男性は、ヘモグロビンA1cが高く、いろいろな薬を使ってもなかなか尿アルブミンをコントロールできずにいました。

ところが、2012年からアルダクトンAを飲んでもらうと、1268・2が48・1まで下がりました。

ちなみに、アルダクトンAは、「女性化乳房」という、男性でも乳房が膨らんでしまう副作用をまれに起こすことがあります。その場合、アルダクトンAと同様の効果がある「セララ」という薬を用いるようにしています。

いい薬が使われないのは業界の事情

さて、こうしたすばらしい薬が見つかったのに、その恩恵に預かれているのは、ほんの一部の患者さんに過ぎません。大きな理由は、医者自身がこの薬について正しく理解していないことにあります。そもそも知らないか、知っていても使おうとしないのです。

というのも、これら薬剤の「禁忌」、つまり投与してはならない対象として、尿アルブミンが高いなど「腎臓の弱い人」が挙げられているからです。あくまで、それは古い情報であり間違いなのですが、それを信じる医者は腎症の患者に使おうとは思いません。

では、なぜ禁忌について訂正されないのでしょう——じつは、薬剤について製薬会社と厚生労働省が一度決めたことを変えていくのは、とても労力がいるのです。

もうひとつ、保険診療では対応がむずかしいということもあります。

これらの薬は、もともと高血圧の薬として開発されたため、投与量も高血圧に対処するための範囲内で決められています。腎症への効果を期待するなら、規定量をオーバーして投与する必要があります。となると、保険診療では処方できません。

だからわたしは、こういう薬を使って確実に腎症をよくするために自由診療に変えたのです。

「わたしの腎症を治せますか?」と、担当医にかならず尋ねることが重要。

04

■「腎臓の合併症を治してくれる医者を見つける方法は?」

普段、病院のランクづけなど興味のない人でも、がんだといわれたら、インターネットや雑誌で必死に調べ「腕のいい医者」にかかろうとします。そうしなければ命を落としてしまうからです。

ところが、糖尿病だとあまりこだわらない人が多く、ましてや「糖尿病専門医」とうたっているだけで安心してしまうようです。でも、残念ながら、それではまずいのです。

糖尿病専門医の資格を得るためには、糖尿病学会が認定する病院で3年以上働き、そのうえで試験にパスする必要があります。

しかし、重要なのは試験よりも経験です。3年しか患者を診ていない専門医と、30年診てきた専門医では臨床的な経験が違います。この臨床経験こそが糖尿病治療では大きくものをいうのです。

ただし、単純に年月を重ねた医者ならいいというわけでもありません。たとえ専門医を50年やっていても、最新の知識や情報を取り入れることなく治療にあたっているだけでは患者さんを救うことができません。

では、どうすれば本当にいい医者を見つけられるのでしょうか。

まず見極めるべきは、その医者が血糖値やヘモグロビンA1cのことばかり注意しているか、それとも合併症の予防についてちゃんと考えているかです。

具体的には、3カ月ごとに尿アルブミン検査をしているか、ないしは、あなたが提案したら測定してくれるかが大きな分かれ目となります。

多くの医者は「自分の仕事は患者さんの血糖値をコントロールすること」だと思っていますが、本当は腎症はじめ合併症を防ぐことこそ重要な命題なのです。そのためには、血糖値だけを見ていてはダメ。尿アルブミンの数値に神経質でないなら、その医者は、はなから腎症を予防する気などないということです。

尿アルブミンを軽視する「専門医」を見抜く

じつは、尿アルブミン検査が極めて重要だということを知らない糖尿病専門医がいます。

わたしがそれに気づいたのは、有名な大学病院から患者さんが流れてくるからです。

「牧田さんの本を読んだら尿アルブミンが大事だと書いてあったから、担当医に調べるようにお願いしました。そうしたら、『そんな検査は必要ない』と言われました」

そして、不安になってやって来たわたしのクリニックで計測してみると、とうに18は超えているというパターンです。

十分な知識がない医者は、腎臓の状態を知るには血液の「クレアチニン」を調べるのがいちばんだと思い込んでいます。しかし、クレアチニンに異常が出るのは、尿アルブミンが2000を超えるくらいになってからのこと。それでは遅いのです。

さて、尿アルブミンを調べてくれたとして、その結果が18以下であったなら合併症はいまのところ心配ありません。その医者にかかっていてもいいでしょう。

もし、尿アルブミンが悪かったら質問してください。

「先生、わたしの腎臓を治せますか？」

それに対してその医者は、新しく見つかった特効薬などについて説明し、処方の検討をしてくれるでしょうか。それとも、「生活習慣に気をつけていれば、少しでも人工透析を先送りできますよ」などと言葉を濁すでしょうか。

後者ならば医者を変えましょう。なぜなら、腎臓が悪くなったら血糖コントロール（ヘモグロビンA1cを下げる）ではなく、腎症を治す治療が必要だからです。この治療に長《た》けた医者を選びましょう。

05

胸部と腹部のCT、脳のMRI、胃腸のカメラ、この3つで長生きできる。

■「糖尿病の人は長生きできないって本当ですか?」

糖尿病の人は、そうでない人とくらべて寿命が10年も短いというデータがあります。あなたも「自分は長生きできないのでは……」と不安に思っているかもしれません。

しかし、いまの時代、糖尿病自体で死にはしません。

血糖値があまりにも高くなれば、昏倒状態となり救急車で運ばれることもあるでしょう。でも、病院で応急処置をしてもらえば回復します。

たとえ、あなたが失明したとしても、人工透析になったとしても、それだけで死ぬことはありません。医学の進歩によって、糖尿病は「生き死に」とは関係のない病気になったのです。

それでもなお、寿命が10年短いのはなぜでしょうか。それは、糖尿病があると心筋梗塞、脳卒中、がんなど命に直結する病気にかかりやすいからです。多くの糖尿病患者さんはそうした病気で命を落としています。

血糖値のコントロールや合併症の予防も大事ですが、ほかの病気の早期発見は同じくらい、あるいはそれ以上に大事なのです。

早期発見で助かった患者さんたち

糖尿病では死なないとはいえ、わたしはもっとも多くの命を救っている医者のひとりだと思っています。というのも、自分の患者さんたちの命に関わる病気の早期発見に全力を尽くしているからです。

わたしのクリニックを受診した患者さんは、現在約7000人ほど。そのうち約3000人が定期的に通院しています。この3000人近い患者さんに、わたしは糖尿病とは関係のない検査を定期的に受けるようにすすめ、その手続きも手伝っています。

具体的には、胸部と腹部のCT、脳のMRI、胃腸のカメラの3つについて、信頼のおける検査機関を紹介しています。この3つの検査さえ受けていれば、あらゆるがん、心筋梗塞、脳出血や脳梗塞、アルツハイマーなどが早期にわかり、それらで命を落とすことが避けられると考えるからです。実際に、毎年かなり多くの患者さんに命に関わる病気が発見されます。昨年は、がんが総数で50人、心筋梗塞の予防が必要な方はさらに多く見つかりました。いずれも超早期のため、命を落とさずにすんでいます。

そのなかにはまだ44歳の女性もいました。早期の腎臓がんでしたが、聖路加国際病院で

「ダ・ヴィンチ」という最新の器機によるロボット手術を受け、完治しました。

66歳の男性は、胸部CTで肺の異変を指摘されました。ただ、その影があまりにも小さかったため判断しきれず、3カ月後にもう一度検査を受けたところ増大傾向にあり、肺がんだとわかりました。しかし、早期だったため、きれいに取ることができました。

人間ドックでは本当に必要な検査は受けられない

普通の人間ドックや健康診断では、肺のレントゲン、胃のバリウム、腹部の超音波といった検査が行なわれます。近年激増している大腸がんは、便の潜血検査が頼りです。

しかし、これらの検査で早期のがんが発見されることはごくまれです。見つかったときには、がんは相当に進行しています。

それに、糖尿病患者は血管が悪くなっているというのに、人間ドックの心電図検査では心筋梗塞の危険があるかはほとんどわかりません。もちろん、脳卒中の恐れがあるかは把握しようがありません。

わたしが挙げた、胸部と腹部のCT、脳のMRI、胃腸のカメラの3つには、それぞれ重要な意味があります。胸部と腹部のCTを行なえば、全身のほぼすべてのがんは早期発見できます。また、心臓の血管に異常があれば胸部ＣＴに写りますから、そのときは改めて冠動脈ＣＴを受ければＯＫです。

昔は、心筋梗塞を予防するには、冠動脈に治療が必要なほどの狭窄《きょうさく》があるかを判定するための心臓カテーテルという危険な検査をしなければなりませんでした。しかし、最新の冠動脈ＣＴなら安全で痛みもまったくなく短時間で検査できます。

脳のＭＲＩでは、破裂しそうな動脈瘤や小さな脳梗塞を見つけることができます。大発作を起こす前に予防の処置ができれば、くも膜下出血や脳卒中を予防できます。さらに脳腫瘍も早期発見できます。

胃と腸のカメラは、直接粘膜を見るので小さながんも発見でき、その場で切除可能です。安定剤を注射してもらい、眠っている間にすべて終わってしまうので、まったく不快感はありません。

あなたも、この３つの検査を毎年受けてください。糖尿病の人はがんや心筋梗塞、脳梗塞になる確率がとても高いのです。せっかくいい検査法が見つかって、予防し、治せる時代になったのです。３つの恐ろしい病気で命を落とすような、もったいないことをしないでください。

パート2

あなたを守る「検査」と「治療」

糖尿病には自覚症状がない。
自覚症状が出たらかなりの重症。

06

■「健康診断で〝糖尿病の疑い〟と指摘された。どこも調子は悪くないが……」

糖尿病は、じつにありふれた病気です。大企業で健康診断を行なえば、ひとつのフロアに数人は糖尿病の疑いを指摘される人がいます。しかし、血糖値が高いだけでは痛くもかゆくもありませんから、病気の実感はわきません。

一方で、糖尿病を重症化させれば合併症になり、人工透析を必要としたり失明したりする可能性があることを多くの人は知っています。

知ってはいるけれど、最近になって糖尿病の疑いを指摘された自分と、すでに重症になっている患者さんとは「違う」と感じているのです。でも、専門医のわたしから見れば、どちらも「同じ」。糖尿病であることに、なんら変わりありません。

すべての病気に関していえることですが、自覚症状が出たら発病なのではありません。糖尿病の場合、次のいずれかに該当すればすでに発病しているといえます。

① 空腹時血糖値が126以上
② ブドウ糖負荷試験で2時間経過血糖値が200以上
③ 血糖値が200以上

④ ヘモグロビンA1cが6・5以上

あなたが、このどれかに当てはまっているのなら、自覚症状などがなくても注意しなければならないことがたくさんあります。その注意ができるかどうかで、糖尿病でも元気で100歳まで生きられるか、それとも、とても不自由な生活を強いられるようになるのかが決まるのです。

合併症は「ある日突然」やって来る

一般的にイメージされる糖尿病の症状といえば、喉が渇くとか多尿になるというものでしょう。しかし、これらが出たときには、ヘモグロビンA1cが10を超えているような重篤な状態です。

多くの患者さんは、そこまで悪くなる前に健康診断などで見つかります。

では、怖い合併症はどうでしょう。こちらも自覚症状はまったくありません。

腎症では、尿アルブミンが6000を超えると人工透析が必要ですが、5000になっても自覚症状は出ません。透析寸前になって、ようやくむくみやだるさなどが現われる程度です。

また、網膜症に関しては、「徐々に視力が落ちていってついに失明」という流れをたどると多くの人が思っていますが、そうではありません。きのうまできれいに見えていたのが、突然、目の前に墨汁が流れてきたように真っ暗になってしまうのです。

だから、自覚症状が出てからでは遅いのです。

糖尿病患者さんは、心筋梗塞や脳卒中、がんなど命に関わる病気の罹患《りかん》率が高いですが、こうした病気も自覚症状が出るのを待っていたら手遅れになります。

たとえば、心筋梗塞は発作を起こして病院に運ばれる途中で息を引き取ることもある怖い病気です。ただ、多くの人はその前段階で狭心症が見つかり、心筋梗塞にまで進行させないように治療できます。ところが、糖尿病による神経障害が進むと痛みに鈍感になります。狭心症で胸が締めつけられるような痛みがあるはずなのに、それを感じることなく、心筋梗塞になるまで放置してしまうケースが多々あります。

こうしたことから、なににつけても「自覚症状」という言葉は忘れたほうがいいのです。

糖尿病を指摘されたことについて、「どこも痛くないし……」と逃げるのではなく、「気づかずに悪化させているかもしれない、あらゆる病気を早期発見するチャンスなんだ」と思ってください。

「予備軍」は立派な糖尿病と思え。
そうすれば境界を越えない
方策が見つかる。

07

■「〝糖尿病予備軍〟だと言われたが、なにをどう注意すればいいの？」

39ページで紹介した糖尿病の診断基準を見て、「あれ？」と不思議に思った人もいるかもしれません。

「会社の健康診断では、たしか空腹時血糖値が110未満でないと正常とは判断されないはずだけれど、本当は126まで大丈夫なの？」

じつは、正常とも糖尿病ともいい切れないグレーゾーンがあって、そこにいる人たちを「糖尿病予備軍（正式には境界型糖尿病）」と呼びます。

あなたが、空腹時の血糖値が110～125である、もしくは、ブドウ糖負荷試験で2時間経過したあとの血糖値が140～199である場合、糖尿病予備軍です。この指摘を受ける人は、それこそ「山ほど」いるにもかかわらず、真剣に受け止める人はとても少ないのです。

この「予備軍」という言葉が、多くの人たちの油断を誘っているように思われます。自分はあくまで「補欠」であって、立派なレギュラー（患者）ではないのだと。

しかし、正式には「境界型糖尿病」という名前がついているように、予備軍はすでに糖尿病であると考えていたほうがいいでしょう。

アメリカでは、国が主導して、糖尿病の「予防プログラム」に取り組んでいます。そこでは「予備軍はすでに病気だ」という判断のもと、食事や運動の指導をし、場合によっては予防のための投薬も行なわれています。

糖尿病を防ぐための猶予期間は12年

左ページのグラフを見てください。糖尿病を発症した人としなかった人それぞれ1428人について、空腹時の血糖値とテストから2時間後の血糖値（2時間値）を、28年間にわたって調査した結果です。

じつは、このデータは非常に貴重なものです。というのも、糖尿病の疑いがまったくない人たちまでもが、ブドウ糖負荷試験を受け続けるということは、普通ではあり得ないからです。

この調査は、原爆の影響を受けている可能性がある人たちを対象に、広島県で行なわれたものです。糖尿病の治療のために実施された調査ではありませんでしたが、結果的に、糖尿病を発症した人とそうでない人の比較をするうえで、とても重要なデータを残してく

糖尿病発症までの時間経過

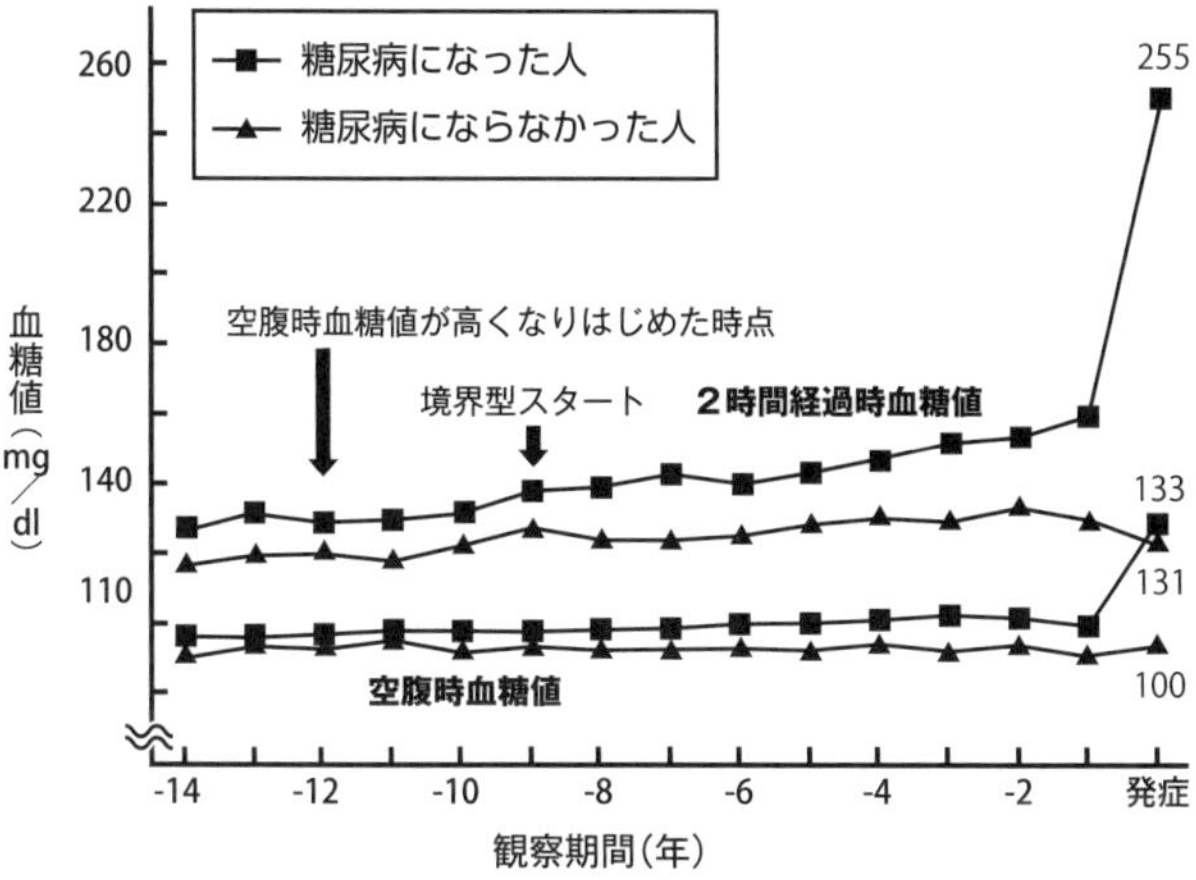

12年目に突然、空腹時血糖値が133まで急上昇している。

伊藤千賀子『糖尿病の一次予防―疫学研究によるアプローチ』(診断と治療社)より(一部改変)

れることとなりました。

これを見ていただくとわかると思いますが、糖尿病になった人たちは、発症する12年前から、ほんのわずかですが空腹時の血糖値が上がりはじめているのです。その3年後、つまり発症の9年前には、2時間値が140を超え、明らかに境界型糖尿病へと突入しています。

その後も、空腹時の血糖値や2時間値の数値が少しずつ上昇していますが、おそらく本人が気にするほどの変化ではありません。そもそもなんの自覚症状もないわけですから、危機感を抱かずにすごしていたことでしょう。

そして、ある年にいきなり空腹時の血糖値と2時間値の数値が跳ね上がり、糖尿病が発症します。「いきなり」と感じるのは本人だけであって、体には12年間にわたって微妙な変化が起こっています。この12年という猶予期間に適切な対策をすれば、糖尿病に移行せずにすむのです。

わたしのクリニックには、予備軍の段階で来院する患者さんも多くいます。もともと病気に対する意識が高い彼らは、わたしが提案する予防策に真剣に取り組み、正常値に戻すことに成功しています。

「糖尿病になったら医者にかかればいい」では遅い

この本では、耳にタコができるくらいしつこく説明しますが、糖尿病の患者さんは、ほかの重い病気にもかかりやすくなります。

しかし、予備軍の段階で抑えておけば、糖尿病を発症せず、結果的にあらゆる病気を遠ざけることにつながります。

アメリカでは「病気になったらお金がかかって大変だから予防しよう」というのが一般的な考え方です。ところが、医療保険制度が整っている日本では、「病気になったら医者にかかればいい」と気楽に考えられています。

しかし、すでに日本の医療制度は破綻寸前。これから患者さんの自己負担額は増えていくでしょう。

また、がんの先進医療など、最初から保険の適用外の治療もたくさんあります。自分が望む治療を受けるためには、お金がかかるのです。

もちろん、お金の問題だけではありません。

糖尿病の合併症で人工透析を必要としたり失明したりすれば、これまでと同じ生活は絶対に無理です。家族がいても、思うように仕事ができず、収入も満足に得られません。食事も制限され、好きな旅行やスポーツも楽しめません。

心筋梗塞や脳卒中の発作を起こせば、命を失うか、助かっても後遺症によって寝たきりになるかもしれません。

こうしたことを考えてみると、糖尿病予備軍と指摘された人が、正常に戻るための努力をすることは、非常に価値あるものだとわかるでしょう。

では、どうするべきでしょうか。糖質を制限する食事や食後の運動など、パート5で説明する生活法を実践すればOKです。

糖尿病の人は心筋梗塞になりやすい。早期発見、早期治療を。

08

■「糖尿病の父が心筋梗塞で亡くなった。わたしも心配なんですが……」

昔とくらべて、わたしたちの食生活が欧米化したのは疑いようのない事実です。食生活が欧米化すると、人々の体つきも病気もそれに合わせて変化します。子どもたちの背が高くなったように、病気もアメリカナイズされてきました。

日本人が命を落とす原因は、かつては結核が圧倒的でした。治療薬のストレプトマイシンが普及すると結核は治る病気になり、代わって脳卒中が死因の1位となりました。いまは、1位ががん、2位に心筋梗塞などの心疾患がランクインしています。

では、心筋梗塞とはどういう病気なのでしょうか。

わたしたちが生きていられるのは、ポンプのように収縮する心臓によって全身に血液が送られ、すみずみの細胞まで酸素と栄養が行き届くからです。そして、その心臓自身も、血液が運んでくれる酸素と栄養素で動いています。

心臓に血液を供給するのは「左冠動脈」「右冠動脈」という2本の冠動脈と、それらから枝分かれした動脈の計4本です。心筋梗塞は、これら血管のどこかがつまることで起こります。

血管がつまれば、その先に血液が行かなくなり、心臓の細胞が壊死してしまいます。壊死した部分が限られていて、かつ処置が早ければ助かりますが、広い範囲が壊死すれば救急車の到着を待たずに命を落とすことにもなります。実際に、はじめての発作であっても4人にひとりは亡くなってしまうといわれています。

75%を超える狭窄は危険

血管がつまる直接の原因は動脈硬化です。糖尿病の人はそうでない人にくらべ動脈硬化が10年早く進むといわれており、当然、心筋梗塞にもかかりやすくなります。

心筋梗塞を確実に判断するのに適した検査が「冠動脈CT」です。冠動脈CTは、地域の大病院や心臓病を中心に診療している病院など、まだ限られた医療機関にしかありませんが、この検査をすれば、重要な4本の血管のどこがどの程度つまっているかがはっきりとわかります。保険も適用されますので、比較的受けやすい検査といえるでしょう。

もし、どこかに75%以上の狭窄《きょうさく》があれば、治療を必要とします。

75%の狭窄であれば、まだ血液は流れます。しかし、血管の壁には、プラークというぶよぶよした塊が存在しています。そのプラークから剥がれ落ちた血栓が血液中をめぐって狭窄部分に引っかかれば、完全につまってしまいます。

そのため、狭窄が75％を超えたら危険と判断するのです。

わたしのクリニックでは、すでに１０００人を超える糖尿病患者さんに、信頼のおける医療機関を紹介し、冠動脈ＣＴ検査を受けてもらっています。

医療機関が分析した患者さんたちの結果を見たとき、わたしは驚いてしまいました。４本のうちいずれか、あるいは複数の血管で75％以上の狭窄が見られた割合が15％という高さだったのです。

「やはり、糖尿病の患者さんは心筋梗塞にかかりやすいのだ」

こうしてわたしは、なおさら定期的検査の重要性を実感しました。75％以上の狭窄が見られた患者さんには、もちろん、治療を受けてもらいました。

たいていは、太ももの付け根からカテーテルを入れ、狭窄部分をバルーンで広げてステントというメッシュの金属を入れて血管の太さを確保する簡単な方法ですみます。これだと、日帰りか1泊入院で１００％確実に治ります。

その治療を受けたひとり、57歳の女性患者さんは、胸の痛みなどの症状がまったくないにもかかわらず2カ所に75％の狭窄が見つかったため、ステントをふたつ入れ、いまはすっかり元気です。

さらに重篤《じゅうとく》なケースでは、バイパス手術が行なわれます。

バイパス手術とは、脚、腕、腹部などにある、「健康だけれど、とくに重要でない血管」を採取し、つまった動脈と置き替えるものです。

76歳になる女性患者さんは、重要な4本の血管のすべてに75％以上の狭窄が発見されました。この患者さんはステントでは対応できなかったため、脚からとった1本の静脈を使い、4本の血管を蘇《よみがえ》らせることができました。

このように、まさに命を落とす直前だった人が、「パーツ」を取り替えるだけで健康を取り戻すことができる時代に来ています。しかし、それは検査をしているから可能なのです。

死の直前まで、痛みを感じない

「あまりの痛みに声も出せずに胸をかきむしるしかなかった」

「心臓に棒を突っ込まれてかき回されているようだった」

心筋梗塞の発作がどれほど苦しいものか、経験者でも正確に表現することはむずかしいようです。心筋梗塞の前段階である狭心症の発作でも、やはり同じような胸の痛みに襲われ「このまま死んでしまうのでは？」という恐怖にかられます。だから病院に行くし、心筋梗塞まで進むのを防ぐこともできます。

ところが、41ページで説明したように、糖尿病による神経障害があると痛みに鈍感になります。狭心症どころか心筋梗塞の発作が起こっていても気づかなかった患者さんもいました。こういうケースを「無痛性心筋梗塞」といいます。

「なんだか、ちょっと胸のあたりに変な感じがするな」

そう感じた患者さんは、「いちおう診てもらうか」程度のつもりで循環器専門病院をたずねました。というのも、翌日から登山の予定があり、体調を調えておかないと仲間に迷惑がかかると思ったからです。

ところが、診察していた医者が顔色を変えて言いました。

「よくここまで来ましたね。心筋梗塞を起こしています。すぐに入院してください」

そして、3本の血管に緊急バイパス手術を受け、無事に帰ってきたのです。もし、翌日の登山に参加していたら命はなかったでしょう。

これらはめずらしい事例ではありません。痛みがなくても定期的に検査をすることが大事です。そうすれば、あなたが心筋梗塞で死ぬことはないと言っておきましょう。

糖尿病の人はがんになりやすい。でも絶対に早期で見つけられる検査がある。

09

■「糖尿病の知人ががんで亡くなった。糖尿病患者にはがんが多いって本当？」

結論からいえば、糖尿病患者さんは、がんにかかりやすいです。

先に説明した心筋梗塞に加え、がんが多いことが「糖尿病があると、そうでない人にくらべて寿命が10年短い」といわれる原因になっています。

日本人全体で見てもがんが増え続けていることを考えれば、糖尿病患者さんのがん対策は不可欠ということになります。

喫煙、胃のピロリ菌、焦げた食品、強いストレスなど、いくつかの発がん因子が明らかになっていますが、それでも「はたして自分はがんになるのか」「なるとしたらどの部位のがんなのか」ということについて、医者であっても予測はできません。

しかも、小さながんが体のどこかに発生してもまったくわかりません。がんのほとんどは、自覚症状が出たときには手遅れです。となれば、できるだけ早期に発見して、転移のないうちに切除してしまう以外にありません。

では、どうすればそれが可能なのでしょうか。

パート1でも述べましたが、人間ドックや会社の健康診断を受けても安心することはできません。実際に、がんで亡くなった人たちのなかには「毎年きちんと人間ドックに入っていたのに手遅れのがんになった」というケースがたくさんあります。

それにしても、どうしてそんなことになるのでしょうか。じつは、人間ドックや健康診断で行なわれる検査では、治癒が可能な早期がんを見つけるのはむずかしいのです。

バリウム検査は百害あって一利なし

たとえば、胃のバリウム検査。医者ではなく、検査技師が行なえることなどから普及していますが、あれほど意味のない検査はありません。もし、バリウムを飲んで怪しいところがあったら、精密検査として胃カメラで見ます。だったら、最初から胃カメラ検査をしたほうがはるかに効率的です。

直接胃壁を見る胃カメラならば、小さながんも見つけられ、そのまま内視鏡下で切除することもできます。ところが、最初に精度の低いバリウム検査をすることで、胃カメラならば見つけられたはずの小さながんを見落としてしまう可能性が高いのです。

さらに、バリウム検査ではかなりの被爆をします。まさに「百害あって一利なし」とわたしは考えています。

わたしが患者さんを紹介している胃腸専門クリニックでは、胃と大腸の内視鏡検査を一度にやってくれます。精神安定剤の注射をすると、気持ちよくなり眠ってしまいます。眠っている間に15分もあれば検査終了。痛みも不快感もありません。

いま、日本人に大腸がんが激増していて、女性の部位別がん死亡原因の1位となっています。

罹患《りかん》率も大腸がんが1位で、命を落とすのは子宮がんや乳がんではなく大腸がんにかかるほうが圧倒的多数です。男性でも大腸がんは罹患数、死亡数とも右肩上がりで増えています。この、日本人がもっとも気をつけなければならない大腸がんの検査に、なにが用いられているかといったら便潜血検査です。

しかし、これではあまりにも心もとないといわざるを得ません。がんがあっても便に血液が混じるとは限りませんし、混じったときにはかなり大きくなっています。それに、痔疾がある人なら「いつものことだ」と見逃してしまうかもしれません。

大腸もカメラで直接見てもらいましょう。それによって小さながんが発見でき、内視鏡下の切除も可能になります。

ただし、上手な医者に検査してもらうことが重要です。とくに大腸はじゃばらのようにひだが重なっているために、慣れていないとがんを見落とすことがあります。

大腸のがんは比較的、進行が遅いので、一度見て異常なしなら「次は2年後でいいでしょう」ということもあります。それゆえに、もし見落としがあった場合、手遅れになり、命を落とします。

上手な医者に胃と大腸の内視鏡検査をしてもらいましょう。それによって、早期の食道がんも発見できます。

胸部と腹部のCTでほとんどのがんを網羅

わたしのクリニックに通う患者さんは年に1回、胃と大腸の内視鏡検査に加え、胸部と腹部のCT検査を受けています。

首からお腹の下までCTで輪切りに撮影することで、肺、肝臓、すい臓、胆のう、腎臓などのおもだった臓器のあらゆるがんを発見することができます。

わたしの患者さんも、次々とがんが見つかりますが、いずれも「超」がつくほどの早期だったために、もっともむずかしいとされるすい臓がんもきれいに切除することができています。

ところが、人間ドックや健康診断ではもっぱら、肺のレントゲンや腹部超音波検査が行なわれています。レントゲンに写る肺がんは、もはや治癒できない大きさのものです。超音波検査は、壊れたテレビのような不鮮明な画面を見て検査技師が判断します。よほど表面に近い部分にあるならまだしも、奥のほうのがんは見えません。

とくに予後が悪いとされる、すい臓がん、胆管がん、卵巣がんなども腹部超音波検査の守備範囲内ですが、これらを早期に発見するのはまず不可能です。

こうした検査に頼っていたら、がんによる死を避けることがむずかしくなります。もっと確実に早期がんを見つけられる検査を選びましょう。

胃と大腸のカメラ、胸部と腹部のＣＴを受けていたら、首から下のがんがほぼすべて早期発見できると考えていいでしょう。それに脳のＭＲＩを加えたら脳腫瘍も早期発見できます。脳腫瘍は罹患数は少ないですが予後が悪いがんのひとつです。

こうした検査を行なっている機関は、インターネットでも調べることができます。いまの主治医に相談してみてもいいでしょう。

もし「そんなことは必要ない」と言うようだったら、その医者に自分の命を託すことは考えなおしたほうがいいかもしれません。

10

若くして糖尿病にかかると網膜症が重症化しやすい。

■「合併症の網膜症がひどくなりやすいのはどんな人？」

わたしの患者さんに、先天的に目の見えない男性がいます。この男性は、音声で数値を知らせてくれる盲人用測定器で血糖値を測り、誰の助けも借りずに電車で1時間かけて通ってきます。おそらく、目が見えない分、聴力などが研ぎ澄まされているのでしょう。普通の人となんら変わりなく活発に行動しています。

しかし、突然の失明をした人は、とてもこうはいきません。

これまでしっかり見えていた人が突然なにも見えなくなれば、どこに行くにも誰かに付き添ってもらうしかありません。行動範囲は極端に狭くなりますし、気持ちも内向きになるでしょう。

糖尿病の患者さんが、もっとも絶望的な気持ちになるのは、網膜症で失明したときかもしれません。もちろん、腎症による人工透析もつらく大変です。ただ、続けているうちにその生活に慣れてきます。しかし、突然の失明に慣れることはありません。

いま、中途失明の最大原因は緑内障ですが、糖尿病網膜症は僅差でそれを追っている状態です。中途失明の約20％を糖尿病網膜症が占めています。

若い患者さんはとくに危ない

糖尿病が進行すると、全身の血管がぼろぼろになります。目の血管も同様です。ぼろぼろになった目の血管が破れると眼底出血が起こります。しかし、それが小さなもので視神経に関与していない部分に起きた出血であれば気づきません。

勘違いしてほしくないのは、糖尿病網膜症による失明は「徐々に視力が落ちてきて、いよいよなにも見えなくなる」というものではないということです。ある日突然、視神経を司《つかさど》る部分に大きな眼底出血が起こり、目の前に墨汁が流れてきたように真っ暗になり、それきり失明してしまうのです。

また、全身の血管がぼろぼろになっている以上、左右どちらかの目が失明してしまったということは、もう片方の目も相当に網膜症が進んでいます。片方の目が失明した段階で「こっちだけはなんとかしてほしい」と懇願されても、すでにどうにもならないことが多いのです。

左ページのグラフを見てください。

若い世代で糖尿病を発症すると網膜症が悪化しやすいことがわかっています。40歳未満

年齢別の網膜症発症率と発展

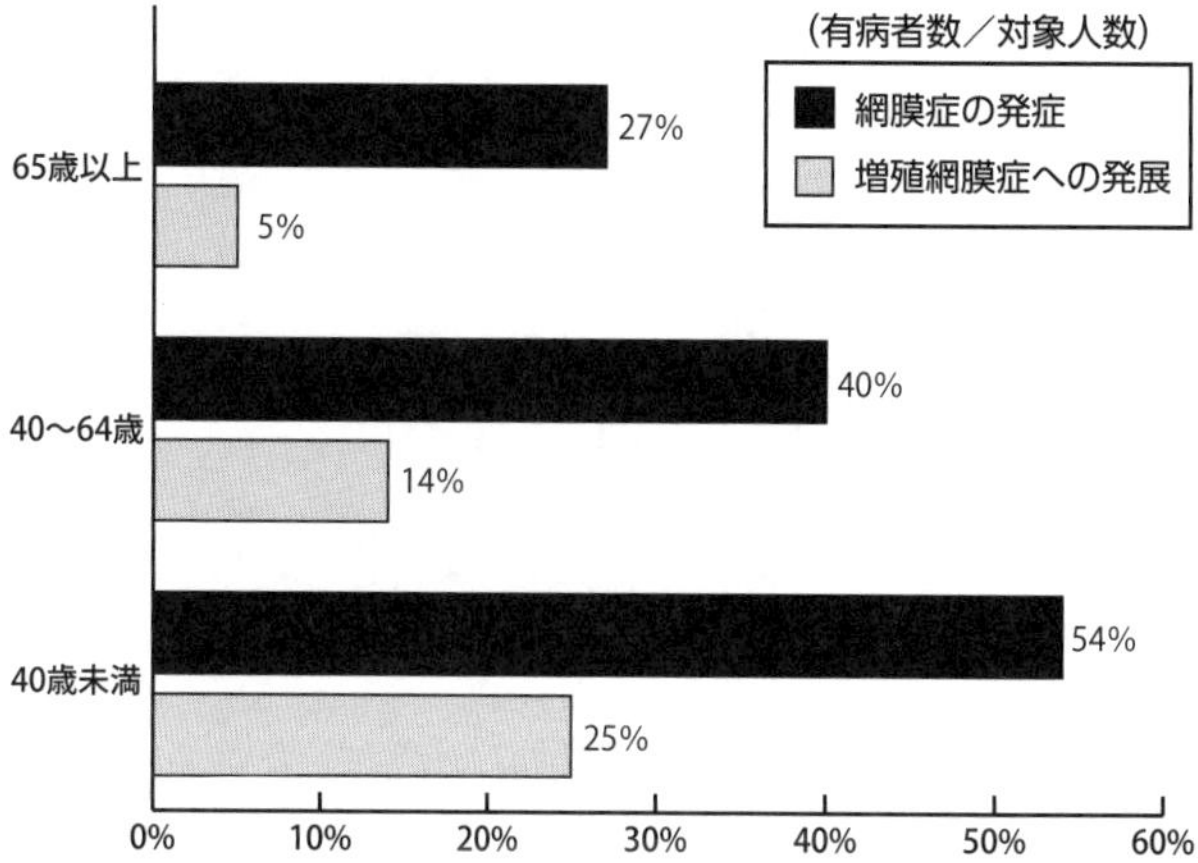

40歳未満の発症率は50%以上だ。

S.Kato et al : Diabetes Research and Clinical Practice.
Retinopathy in older patients with diabetes mellitus.2002:187-192

で発症した患者さんは、65歳以降で発症した患者さんの2倍網膜症になりやすく、かつ5倍の確率で重症の増殖網膜症に発展します。

しかし、こうした数字ばかりを切り取って悲観的になる必要はありません。

このデータが教えてくれるのは、「若くして糖尿病を発症した患者さんは、とくに丁寧に眼科の検査を受けていく必要がある」ということです。

そして、少しでも異変が指摘されたら、腕のいい眼科医から適切な治療を受けてください。

このことをしっかり覚えておけば、失明は避けられます。

定期的に検査をして、「様子を見ましょう」と言わない医者にかかる。

11

■「網膜症を指摘されたが絶対に失明したくない。どうすればいい？」

日本眼科医会の報告によれば、糖尿病が発症して8年で28％の人に、15年経つと半分近くの40％の人に網膜症が出てきます。そして、年に3～4％ずつくらいのペースで悪化していきます。長く糖尿病を患っている人にとって、失明はシリアスな問題なのです。

絶対に失明したくないという患者さんへの、わたしからのアドバイスはひとつだけ。とにかく眼科の名医を選ぶことです。

一口に眼科医といっても、それぞれスタンスが違います。

たとえば、町の眼医者さんとして地元の人たちの目の病気を広く見ている人、自分でクリニックを立ち上げ白内障手術に特化している人、大学病院に勤務している人……。あなたが頼りにすべきは、当然のことながら糖尿病網膜症にくわしい医者、しかも、最新の知識と最高の技術を有する医者です。

じつは、多くの眼科医は、眼科医でありながら糖尿病網膜症をどうすることもできません。彼らはただ、治療のたびに網膜症が「どれくらい進んでいるか」を見るだけです。進行していることを確認するものの、それに対して手は打てないのです。だから「このまま様子を見ましょう」などと言います。

「様子を見ましょう」と医者から言われた患者さんは、「様子を見ていて大丈夫なんだ」と思います。しかし、医者の言葉を正確に直せば、「わたしはあなたの目を治す知識も腕もありませんので放っておきましょう」という意味なのです。そして、様子を見ていた患者さんは、医者の想定通りに失明してしまいます。

いまかかっている眼科医から「レーザー治療が必要ですね」と言われるレベルになったら、本当にその医者でいいのかどうか考える必要があります。

というのも、レーザー治療はほかの外科手術同様、手先の器用さが必要とされ、医者によって上手い下手が分かれるからです。また、レーザー治療を行なう機材もピンキリです。もちろん古い機材であっても「古い機材だから治せない」とは言いません。

あなたは、最新の機材を調えた病院で、腕のいい医者に治療してもらわなければなりません。それには、あなたがみずから動くしかありません。

硝子体手術は、できる医者が限られている

さらに、レーザー治療でも対処できなくなった網膜症には硝子体手術が必要です。

この手術は、約40年前にアメリカの医師が開発しました。その後、改良が重ねられ、最近になってようやく最適な手法が確立したところです。タイミングを逃さずに上手な医者がこの手術を行なえば、100%といっていいほど網膜症が治せるようになりました。

ただし、大変にむずかしい手術であり、海外の最先端の医療施設で勉強するなど、よほど腕を磨いた医者でなければできません。

わたしの患者さんに手術をお願いしているのは、ハーバード大学に留学し、さらに、たくさんの手術経験を積んだ名医です。彼はいま、年間500例を超える硝子体手術を手がけています。

ほかにも、眼球に注射をする治療などもありますが、これも注射する部位などが的確でなければダメで、できる医者は少ないのが現実です。

あなたが必要としている治療を「できる」医者を探しましょう。

いまは、インターネットを駆使すれば相当な情報が集められるようになりました。一方で、それを逆利用して自己宣伝しているだけの医者もいます。硝子体手術の経験が豊富で、現実にどれだけの患者さんを治してきたのか。そこを、しっかり見極めてください。

高血圧は糖尿病腎症の最大の敵。脳出血を防ぐためにも降圧剤を飲む。

12

■「〝血圧がやや高め〟くらいの段階で、降圧剤を飲むことに抵抗があるのだが……」

患者さんたちの多くは、どんな薬であっても「できるなら飲みたくない」と考えるものです。一度、飲みはじめたらやめられなくなりそうだし、副作用だって怖い……その気持ちは、わたしもよくわかります。

実際に、医者が処方した薬のなかには、本当は飲む必要がないものが含まれていることがあります。

しかし一方で、絶対に飲まなければならない薬もあります。

わたしは糖尿病専門医です。そのわたしが糖尿病の患者さんになんとしてでも強調しておきたいのは、「糖尿病の薬は飲まなくてもよいが、高血圧の薬は飲んでください」ということです。

パート1でも触れましたが、糖尿病腎症と高血圧は強くリンクしています。血圧が高いと腎症の悪化スピードがかなり早くなり、腎臓が悪くなるとさらに血圧が上がるという負の連鎖が起こります。この連鎖を食い止めることが、人工透析を必要とするほどに腎症を悪化させないカギとなります。

尿アルブミンが18を超えるようになってしまったら、それは「腎症が発症した」というサインです。悪化を確実に抑えるためには、真剣に血圧コントロールに取り組まなければなりません。

糖尿病があれば脳の血管も破れやすい

降圧剤を用いてでも血圧をコントロールしなくてはならない、もうひとつの大きな理由が脳出血の予防です。

糖尿病の患者さんは、ただでさえ血管がもろくなっています。そのもろい血管に高い圧がかかれば、破裂する危険性が高くなります。

以前、ある男性患者さんの家族から電話がかかってきたことがあります。

「うちの主人が来週そちらにうかがうことになっていると思いますが、取り消してください。じつは主人は脳出血で突然、亡くなりました」

わたしのクリニックに予約が入っていることを知り、奥さんがわざわざ連絡してくれたのです。まだ52歳の働き盛りでした。

この男性患者さんは、ヘモグロビンＡ１ｃが11・４と高く、すでにインスリンを打っていました。尿アルブミンは120で、腎症も出はじめていました。

体格は身長174センチ体重71キロと、ちょっと太め程度ですが、血圧が高く、上の血圧が160、下の血圧が100くらい出ることがありました。

ただ、まだ若かったことに油断したのでしょうか、脳のMRI検査を受けていませんでした。もし受けていたら脳の血管の状態がわかり、事前に手が打てたのではないかと、いまでも残念に思います。

この男性の場合、救命医療を施しても残念ながら命を落とす結果となってしまいました。しかし、いまは脳出血や脳梗塞を起こしても助かる人が増えています。

かつて、日本人の死亡原因として脳卒中（脳出血・脳梗塞含む）が1位だったのが、いまでは4位に下がっています。これは、脳卒中の発生率が下がったのではなく、発作を起こしても助かる人が増えているからです。

しかし、助かるというのは、すっかり元気になるということとイコールではありません。その多くが重い後遺症を抱えて生きることになります。

糖尿病をもっているなら、血圧コントロールをしっかりしないと、若くても脳出血で命を落とすか、あるいは寝たきりになる可能性があるということを忘れないでください。

人間ドックの新基準にだまされるな

では、実際にどの程度にコントロールする必要があるのでしょうか。

左ページの図は、日本高血圧学会が２０１４年に示した高血圧ガイドラインです。病院では緊張して家庭で計測するよりも高く出る傾向にあることから、診療室血圧と家庭血圧の両方について示されています。それによれば、降圧治療の対象となるのは、若年、中年、前期高齢者患者の場合、診察室血圧で上が１４０以上か下が90未満、家庭血圧で上が１３５以上か下が85未満の場合とされています。しかし、これはあくまで健常者のケースです。

糖尿病があったり、タンパク尿が陽性で腎臓が悪かったりする患者さんは、診察室血圧で上が１３０未満かつ下が80未満（家庭血圧では、それぞれ１２５未満かつ75未満）と、より厳しい基準で考える必要があるのです。

間違っても、日本人間ドック学会が新たに打ち出した新基準（上の血圧が１４７、下の血圧が94までなら正常というもの）を真に受けてはいけません。腎臓が悪くなるとかならず血圧が上がります。この腎性高血圧になると降圧剤の効き目が悪くなり、どうしても処方される薬の量が増えます。それは「メカニズム上、しかたのないことだ」と割り切りましょう。

降圧目標値

	診察室血圧	家庭血圧
若年、中年、 前期高齢者患者	140／90mmHg 未満	135／85mmHg 未満
後期高齢者患者	150／90mmHg 未満 (忍容性があれば 140／90mmHg 未満)	145／85mmHg未満(目安) (忍容性があれば 135／85mmHg 未満)
糖尿病患者	130／80mmHg 未満	125／75mmHg 未満
CKD患者 (タンパク尿陽性)	130／80mmHg 未満	125／75mmHg未満(目安)
脳血管障害患者 冠動脈疾患患者	140／90mmHg 未満	135／85mmHg未満(目安)

糖尿病患者は、130／80mmHg未満にする。

日本高血圧学会「高血圧医療ガイドライン2014」より

それを嫌がって「人間ドックでも基準を上げたし、あまり血圧のことを心配する必要なんてない」と都合のいい自己判断をしていたら大変なことになります。

糖尿病があるなら、血圧コントロールには薬を使うべきです。運動や減塩などもやるにこしたことはありません。しかし、そんな呑気なことはいっていられません。

とくに、上が160、下が100を超えると危険です。必要に応じて降圧剤を追加し、「上がったら下げる、上がったら下げる」とモグラ叩きのように対応していく必要があるのです。

小さな足のケガに注意。
化膿したら痛くなくても皮膚科へ。

13

■「糖尿病で足を切断した人を見た。わたしもそうなってしまうのか不安……」

大きな大学病院などに行くと、糖尿病で足を切断した患者さんを見かけることがあります。また、インターネットでは、自分が足を失うことになるまでの体験談を披露している人もいます。

そういうケースを目にすると、「自分は大丈夫だろうか」と不安でいっぱいになってしまうかもしれません。でも、最初に結論を述べておけば、本書を読み、みずから行動を起こすことができれば、まずそんなことにはなりません。

それにしても、なぜ糖尿病が原因で、足を切断するような大変なことになるのでしょう。それは、心筋梗塞や脳梗塞と同様、狭窄《きょうさく》を起こした足の動脈がつまるからです。足の動脈がつまれば、その先に血液が行かなくなり、酸素や栄養を得られなくなった細胞は死んでしまいます。つまり、足先が腐ってしまうわけです。

腐ることを「壊疽《えそ》」といいますが、壊疽の部分を放置し続けてしまったら、やがて毒素が体中にまわり命を落としてしまいます。だから、切断という苦渋の選択をするしかないのです。

しかも、その毒素がまわるのを避けるために、広い範囲を切らねばなりません。足の先のほうに壊疽が起こっただけで、ひざ下からの広範囲を失うことにもなります。

ところが、そうまでして切断しても、1割程度の患者さんが術後1カ月以内に亡くなるという統計があります。おそらく、壊疽を起こすような患者さんは全身状態が悪く、感染リスクも高いからでしょう。

自分でできるチェック法がある

このように重篤《じゅうとく》な壊疽は、ぎりぎりまで治療を受けないで放っておいたような場合を除いて、そう簡単には起きません。

以前、大病院に勤務していたときに、婦長さんから聞いた話が印象に残っています。

ある患者さんを診察室に呼び入れると、なんだか臭い。なんの匂いかとしばらく観察していると、どうも足が臭いらしい。そこで靴下を脱いでもらうと、つま先が真っ黒になっていたというのです。

スーパーで買った肉を冷蔵庫に入れずに放っておくと、だんだんと黒ずんで悪臭を放つようになります。まさに、その人の足にも同様のことが起こっていたわけです。

足背動脈

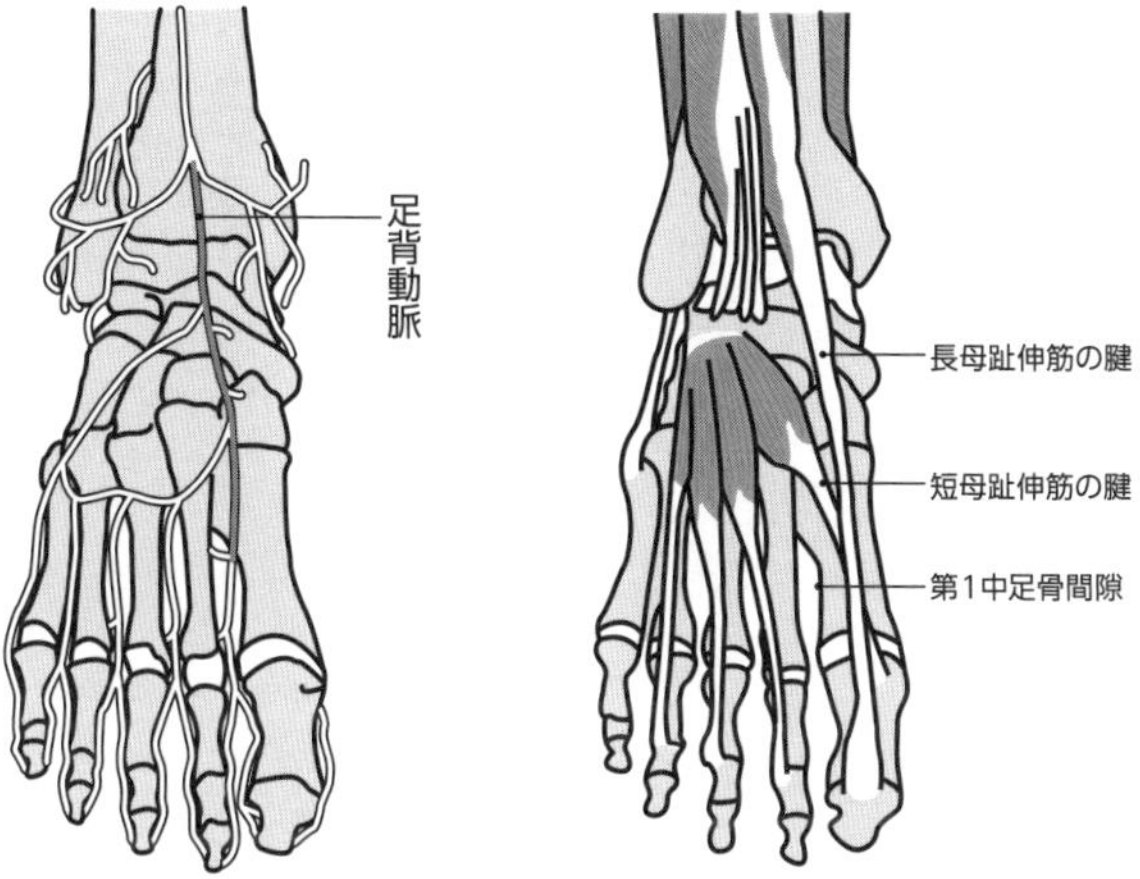

足背動脈は長母趾伸筋と短母趾伸筋の間を走り、第1中足骨間隙の基部で2枝に分岐する。

驚いて本人に問うと、「なんだか、最近、足が黒っぽくなっているなと思っていたんです」と呑気な答えが返ってきたそうです。

あなたがここまでズボラなはずはありませんが、足の先までちゃんと血液が行っているかどうか心配だったら、自分でチェックする方法があります。

足の甲にある足背動脈（上図参照）に手の指を当ててみてください。脈がドクドクと打っていれば大丈夫です。

それでも気になる場合、医者に検査をしてもらいましょう。

もし、つまっていると診断されたら、心筋梗塞の治療と同様、動脈にステントというメッシュの金属を入れる治療を受けることになります。これで血流は確保され、壊疽まで進むことはありません。

小さな傷を放置してはいけない

ただ、糖尿病があるならば、足の傷には十分に気をつけてください。

糖尿病の患者さんは、合併症である神経障害によって、痛みを感じにくくなっています。普通の人は靴ずれすると痛くてたまりませんが、糖尿病の患者さんは靴下に血がつくほど擦れていても気づかないことがよくあります。

素足で画鋲を踏んでも気づかずにいた患者さんもいます。フローリングの床を歩いたらコツコツなにかがぶつかるような音がしたので、気になって自分の足の裏を見たら画鋲が刺さっていてぎょっとしたそうです。

こうした小さな傷を、痛まないからとちゃんと治療せずにこじらせると、やっかいです。その傷から菌が入り動脈が傷み、閉塞して壊疽を起こすことがあるのです。

とくに、指先などは壊疽を起こしやすいので注意が必要です。

足の傷の治りが悪かったら、かならず皮膚科に行って抗生物質をもらい菌を退治してください。

そのためには、そもそも「自分の足に傷がついていないか」をチェックする必要があります。なにしろ痛まないので、意識的に傷を探さないとわかりません。

自分の足を観察するのに、もっとも適した場はお風呂でしょう。足を洗うときには、じっくり眺めてください。傷がついたり色が変わったりしている場所はないでしょうか。

また、爪を切るときに深く切りすぎたり、足裏にできたタコをほじくり返したりということも厳禁です。

もうひとつ、壊疽が怖ければタバコはやめてください。タバコを吸っている人は、それだけですでに動脈硬化が進行し、血管が細くなっています。そこに糖尿病でさらに血管を傷めるというダブルパンチで、足の血管がつまりやすくなるからです。

どんな病気であれ、タバコを吸っていいことなどありませんが、糖尿病による壊疽を避けたいなら、なおさら禁煙が必要です。

いずれにしろ、腎症や網膜症と違い、壊疽については患者さん本人が気をつけることで、予防が可能なのです。

14

血糖値を下げる薬をたくさん出す医者は、自分の腕に自信がない。

■「大量に薬を処方されて、こんなに飲んでいいのかと心配で……」

世の中には、やたらと薬を欲しがる人と、極端に薬をきらう人がいます。どちらも、あまり賢い生き方とはいえません。いちばんいいのは、自分が健康で長生きするために必要な薬を、適量きちんと飲むことです。

これまで何度も述べてきたように、腎症を悪化させないためにも血圧コントロールが必須です。上の血圧が130を超えるか、下の血圧が80を超えるかのいずれかになったら、降圧剤を飲んでもらう必要があります。

また、糖尿病の患者さんの場合、心筋梗塞や脳卒中など命に関わる病気を併発しやすく、それらの薬は飲まないわけにはいきません。だから、一概に薬の量にこだわり、「もっと減らしたい」と思い込むのは得策ではありません。

ただ、それが血糖値を下げる薬となると、ちょっと違ってきます。

わたしは自分の患者さんに対し、降圧剤はきちんと飲んでもらっていますが、血糖値を下げる薬に関して、あまり厳しい要求はしません。薬を飲むのがいやなら、ヘモグロビンA1c8・3になるまで（ヘモグロビンA1cが8・3以上になると手術が受けられない）は飲まなくてもいいと言っています。

いちばん効果のある薬を出せない医者が多い

その代わり、わたしは、本当に必要となったら、確実に血糖値を下げる薬を患者さんに処方します。たとえば、アマリールという薬は非常によく効き、ひとつ飲めば血糖値は下がります。

ところが、こうした薬を使わずに、普段からやたらとたくさん血糖値を下げる薬を出している医者が多いのです。そこには、わかりやすい理由があります。それは、よく効くが、低血糖を起こす薬を処方するのが恐ろしいからです。

血糖値を下げる薬には、低血糖が起こる薬と起こらない薬があります。86ページでくわしく述べますが、低血糖は非常に怖いもので、ときに死に至ることもあります。

当然、低血糖が起こらない薬のほうが患者さんも医者も安心です。

しかし、そういう薬は、そもそも血糖値を下げる力も弱いのです。

ひとつ出したらヘモグロビンA1cが0・5くらい落ちたけれど、それでは足りないから別の種類の薬も追加した。それでも足りないからもうひとつ……。このように、必然的に数が多くなります。

一方、アマリールのような効果が高い薬は、低血糖を起こす可能性があります。

その薬を飲んだ患者さんが低血糖を起こし救急車で運ばれたら、「こんな強い薬を出したのはどこの医者ですか」という話になります。もし、死亡することがあれば、裁判沙汰にもなりかねません。

この薬については、薬剤師も緊張を強《し》いられます。というのも、降圧剤にアルマールという紛らわしい名前の薬があり、この降圧剤と間違えてアマリールを処方された高血圧の患者さんが死亡し、裁判になって薬剤師が負けたからです。ただし、このアルマールという名前は2012年にアロチノールと変更されました。

しかし、わたしはこの薬をよく使います。ひとつ飲めばよく効いて、患者さんに大量の薬を飲むという負担をかけずにすむからです。それに、薬代もずいぶん安くなります。

わたしが、それをできるのは、専門医として長い経験を積んできたからです。「この患者さんには、この薬を出しても大丈夫」という判断をしているのです。

逆にいえば、血糖値を下げる薬をやたらと数多く出す医者は、治療に対する自信がないともいえるのです。

インスリンを打つようになったら、低血糖への対処法を身につけておく。

15

■「だんだん薬が効かなくなってきました。インスリンに移行するのが怖いのですが……」

糖尿病が進行し、アマリールのような効果の高い薬を飲んでも血糖値が下がりにくくなったら、インスリンを打つことになります。

インスリンは、1922年に開発された、まさに奇跡の薬です。今日まで、世界中でどれほどの人たちに使われ、その命を救ってきたのか想像もつきません。

大変にすぐれた薬剤であり、かつ「ありふれた」薬剤であるにもかかわらず、インスリンを打つことに抵抗感を示す患者さんがいます。おそらく、「インスリンはもう助からないような重症患者が使うものだ」という偏見がどこかにあるのでしょう。

しかし、そもそも糖尿病は、すい臓からのインスリンの出が悪くなっているか、インスリンは出ているけれどその効き目が悪くなっているかのどちらかで起こる病気です。だから、インスリンを外から補充するというのは、極めてまっとうな方法なのです。

いまのインスリン注射器は非常によくできていて、周囲に気づかれないように打つことも可能です。プラスチックのサインペンのような形をした容器に入っていて、キャップを外してお腹に押しつけるだけ。シャツの上からでも打つことができます。もしかしたら、水を必要とする飲み薬より簡単かもしれません。針は糸のように細く、ほとんど痛みはありません。

こうしたことから、最近では安心してインスリンを選択する患者さんも増えています。

インスリンを使う人は甘いものを常備すべし

ただ、アマリールのようによく効く薬と同様、インスリンは血糖値を下げる効果が高いからこそ低血糖を引き起こすことがあります。とくに、忙しくてなかなか食事を取れなかったり、運動量が増えたりすると危険です。

ひどい低血糖に陥れば意識を失い昏睡し、そのまま死に至ることもあります。だから、強い薬やインスリンを使っている患者さんは、低血糖の対処法を知る必要があります。

低血糖になると、冷や汗、ふるえ、動悸、強い空腹感といった前駆症状が出ます。この段階で、甘いジュースなどを飲めば回復します。わたしも患者さんに「冷や汗、ふるえ、動悸が出たら甘いものを飲んで」とお願いして、一度もトラブルは起こっていません。

ただ、これら前駆症状の出方は人によって差があります。だから、少しでもいつもと様子が違っていたら、血糖値を測るなどして自分の傾向をつかみ、すぐに摂取できる甘い飲み物や角砂糖などをいつも持ち歩きましょう。

アマリールのような強い薬を飲んだり、インスリンを打ったりするようになったら、なおさら血糖値を自己測定する習慣が大事です。薬やインスリンによって、血糖値はどのくらい下がるのか。運動量や食事の内容によって、どういう影響を受けるのか。こうしたことを自分の目で確認しておきましょう。

ちなみに、インスリン注射を行なっている方の1〜2割の割合で存在する「ブリットルタイプ（不安定型糖尿病）」と呼ばれるタイプの場合、普段から血糖値が激しく上下しているため、しだいに低血糖になれてしまいます。そのため、前触れを感知できない「無自覚低血糖症」という非常に危険な状態に陥ることがあります。

もし、あなたがインスリン注射を行なっていて、血糖値が予想外に乱高下していたら、不安定型糖尿病です。このようなタイプの患者さんの治療の経験をもった専門医にかかる必要があります。

しかし、こういうタイプにもぴったりの薬が出てきています。それについては90ページで説明しましょう。

ラーメンや丼ものを食べても
血糖値が上がらない、
そんな都合のいい薬がある。

16

■「わたしたちが知らない最新の薬には、どんなものがありますか?」

わたしたちが摂取した糖質は、すべてブドウ糖に分解されます。分解されたブドウ糖が血液中に出てくると、それを察知してすい臓からインスリンが分泌されます。そのインスリンの働きによって、ブドウ糖は筋肉や肝臓の細胞にグリコーゲンとなって蓄えられます。グリコーゲンは、わたしたちが生きるための大切なエネルギー源です。

摂取するブドウ糖が多すぎると、やはりインスリンの働きによって脂肪細胞に入り中性脂肪となって蓄えられます。つまり、肥満になるのです。いずれにしろ、糖質をたくさん摂れば摂るほど「インスリンを出さなくちゃ」とすい臓はフル操業するはめになります。

こうして酷使されたすい臓が疲れ果て、やがてインスリンの出が悪くなったり、出が大幅に遅れたりして、ブドウ糖が処理できずに血液中に溢れた状態が糖尿病です。

だから、糖質をたくさん摂れば糖尿病を悪化させるということはわかるでしょう。

このときに問題となるのが、「炭水化物も糖質である(正確には、炭水化物＝糖質＋食物繊維)」ということです。

「お菓子など甘いものを食べていないから大丈夫」なのではなく、ご飯、麺類、パンなど炭水化物はすべて最終的にブドウ糖に分解されます。だから、糖尿病と診断されたら炭水化物の摂取を控える必要があります。

もう炭水化物の我慢はいらない

しかし、日本人はほかほかの白いご飯が大好き。ラーメンやそばやパスタも大好き。炭水化物を我慢するのは、なかなか大変なことです。わたしのクリニックに通う患者さんたちは血糖値の自己測定をしているので、炭水化物を食べると血糖値が大きく上がることは身をもって知っています。それでも、「ときには炭水化物をお腹いっぱい食べたい」と多くの患者さんが訴えます。

そんな患者さんたちに大よろこびしてもらえるような薬が、最近、開発されました。いま欧米でもっとも売れている「ＳＧＬＴ２」という薬です。この薬を飲んでから炭水化物を食べると、血糖値が上がらないのです。

わたしの患者さんに、無類の麺好きの男性がいます。「お昼はほとんど麺類」という日々を送っていましたが、糖尿病になってそれもできなくなりました。ざるそば１枚食べただけでも食後の血糖値が２５０をオーバーしてしまうからです。

この患者さんにわたしは、開発されて間もないＳＧＬＴ２を処方しました。そして、ラーメンを食べてから血糖値を測ってもらうと、１８０に収まっていました。

わたしは、食後血糖値が２００を切っていればＯＫとしています。この薬を使えば、今後も大好きな麺類を食べることができるのです。

ほかにも、「先生、こんなズルみたいなことしてもいいんでしょうか」と、とまどいまじりに聞いてきた患者さんもいます。わたしは「いいんですよ」と答えました。そういう薬が開発されたのですから、誰もがその恩恵に預かっていいのです。

不安定型糖尿病にも最適の薬

ＳＧＬＴ２は、血液中の糖が増えすぎたらすぐ尿に出すしくみを有しています。だから血糖値はさほど上がりません。しかも、増えすぎた分だけを排出して、出しすぎてしまうということがないので低血糖が起こらないのです。

そのためこの薬は、87ページで説明したような不安定型糖尿病の人にとくに有効です。このタイプの人がこの薬を飲むと、非常に血糖値が安定します。

92ページの表は、女性患者さんのデータです。不安定型糖尿病でかつては血糖値のコン

不安定型糖尿病の女性患者さんの血糖値のデータ

2012年（投薬前）

月/日	朝前	昼前	夕前	寝前	インスリン量
8/17	262	167	109	56.1	7-7-18-7
8/18	275	**310**	239	56.2	7-11-19-7
8/19	269	232	195	56.1	8-8-18-7
8/20	245	278	182	56	7-10-18-7
8/21	259	246	138	56.4	7-10-18-7
8/22	286	155	180	56.2	8-8-19-7
8/23	206	275	101	56.4	7-8-18-7
8/24	230	223	144	56.8	7-9-18-7
8/25	**315**	170	232	56.6	8-9-20-7
8/26	247	193	142	56.5	7-7-18-7
8/27	195	241	238	56.5	7-9-20-7
8/28	**376**	202	178	56.3	8-8-18-7
8/29	229	210	197	57	7-9-18-7
8/30	183	277	168	56.3	7-8-18-7
8/31	231	**314**	153	56.6	7-10-18-7

2014年（投薬後）

月/日	朝前	昼前	夕前	寝前	インスリン量
9/1	138	46	119	61	5-7-13-8
9/2	208	218	223	61.3	5-7-13-8
9/3	204	96	160	61.5	5-7-13-8
9/4	217	122	166	61.5	5-7-13-8
9/5	196	108	158	61.5	5-7-13-8
9/6	160	102	77	61.3	5-7-13-8
9/7	202	123	107	60.7	5-7-13-8
9/8	147	72	126	61	5-7-13-8
9/9	131	119	111	61	5-7-13-8
9/10	116	126	126	61.5	5-7-13-8
9/11	144	191	113	61.1	5-7-13-8
9/12	150	100	76	61.5	5-7-13-8
9/13	153	77	55	61.1	5-7-10-8
9/14	159	163	94	61	5-7-10-8
9/15	119	88	92	60.8	5-7-10-8
9/16	109	88	139	61.5	5-7-10-8

血糖値は最大300をしばしば超えていたが、投薬後は最高でも223。

トロールがむずかしく、インスリンを1日4回打っても300を超えることがありました。表にはありませんが、ヘモグロビンA1cは8・5くらいで推移していました。

ところが、この薬を処方したあとは、血糖値が安定してヘモグロビンA1cが6・4まで下がっていきました。しかも、インスリン量を減らすことにも成功しています。

「いつも血糖値のことが頭から離れなかったけれど、やっと解放されます」

この女性が言うように、SGLT2によって大きな解放感を手にする患者さんが、続々と登場することでしょう。

パート3

医者が教えない「糖尿病の真実」

やせていても糖尿病になる。その大きな理由は遺伝。

■「父が糖尿病です。わたしは太っていないけれど糖尿病になるでしょうか?」

先日、まだ38歳の男性がわたしのクリニックにやってきました。

身長181センチで66キロ。うらやましいような体型です。しかも、過去に太ったことなどないそうです。

一見、糖尿病とは無縁そうですが、会社の健康診断で高血糖を指摘されたというのです。聞くと、父親の親戚に糖尿病が多いとのことでした。しかも、その人たちがみな太っておらず、どちらかというとやせていたため「もしかしたら、いずれ自分も?」と気になっていたようです。

改めて調べてみると、ヘモグロビンA1cが6・9で、間違いなく糖尿病でした。この患者さんのように、やせていて、かつ気をつけているのに糖尿病になってしまう人がいます。彼らは、体質的にすい臓の働きが弱いのです。

もともと、日本人をはじめアジア人は、欧米人にくらべてすい臓の働きが弱い人が多いといわれています。

アジアの国々は貧しい時代が長く続いたために、少ない食料で効率よく行動できるような「倹約遺伝子」が備わっていると考えられています。そのため、インスリン分泌機能が「多食」対応にできていないのです。

しかし、いまは一部の国を除いて、好ききらいはともかく量においては食べたいだけ食べられるようになりました。米国のように極端な肥満者がいない中国やインドで、爆発的に糖尿病が増えているのは、このためでしょう。

どのくらいの確率で遺伝する？

じつは、やせている人のなかに、空腹時血糖値は正常でも食後血糖値がかなり高くなるタイプが存在することがわかっています。食後血糖値を見れば明らかに糖尿病なのに、空腹時血糖値が正常なため、検査で引っかかりにくいのです。

食後血糖値の急上昇は血管の動脈硬化を進め、合併症の進行を早めます。このことから、やせている人のなかに、気づかずに糖尿病を進行させてしまう人が一定割合いると、わたしは考えています。

親族に糖尿病の人がいるなら、「わたしはやせているから大丈夫」「メタボにならないようにしているから大丈夫」と決めつけるわけにはいきません。

とくに2型糖尿病は生活習慣病と呼ばれていますが、遺伝も大きく関与しています。片親が糖尿病だと25％、両親ともに糖尿病だと75％の割合で遺伝するといわれています。また、両親に糖尿病がなくとも、兄弟姉妹にあれば、あなたも糖尿病にかかりやすい体質であると考えられます。

親や兄弟姉妹が糖尿病にかかっている人、あるいは、親族に糖尿病が多い人は、普段から糖質の過剰摂取を避けたり、運動習慣をもつことが重要です。そのうえで、「それでも糖尿病になってしまうかも」と頭のすみに置いておきましょう。

遺伝リスクが高い人は、健康診断で空腹時血糖値を見るだけでなく、ブドウ糖負荷試験を毎年受けることをすすめます。

その理由については、46ページで説明したことを思い出してください。糖尿病予備軍とされる段階で早めに見つけ、適切な手を打つことで糖尿病への移行を食い止めることもできるからです。

また、たとえ糖尿病になってしまったとしても、いまは腎臓の怖い合併症を抑える治療も可能になりました。

だから、合併症のチェックさえ怠らなければ、いたずらに恐れる必要はありません。

医者は転院するときになって、はじめて
「人工透析になります」と言う。

18

■「ずっと病院に通っていたのに、突然〝人工透析です〟と言われた」

ある地方都市の病院に定期的に通っていた患者さんは、その日もいつものように採血をすませ、しばらくしてから診察室に呼ばれました。そこには、いつものように主治医が座っていました。

普段の診察は、「どこか変わったところはありませんか?」とか「ちゃんと運動していますか」などといった会話から入るのに、その日、主治医は血液検査のデータに視線を落としたまま言ったのです。

「○○さん、腎臓の数値が悪くなっていて人工透析が必要ですね。でも、ここではできないんです。透析施設のある病院を紹介します。血糖値の検査なども含め、新しい病院で引き続き行なってもらいますので、もうこちらへは通ってもらわなくてかまいません」

その患者さんは、最初、主治医が言っていることの意味が理解できませんでした。ただ、何度か確認しているうちに、自分が人工透析になること、これまでの病院とは縁が切れるのだということがわかりました。

「ずっと通っていたのに、なんで、突然?」

頼りにしていた主治医からいきなり見捨てられたように感じ、病院からの帰り道、思わず涙がこぼれたそうです。

このように、突然に人工透析を告げられる患者さんはとても多いのです。

患者にとっては突然でも、医者はわかっていた

患者さんからすると〝突然〟なのですが、じつは、医者はもっと前からこうなることをわかっています。

31ページでも述べたように、血液のクレアチニン値に少し変化が出たときには、すでに尿アルブミンは2000〜3000くらいに悪化しています。平均して、そこから3年くらいで人工透析になります。

この段階で、たいていの医者は言います。

「ああ、クレアチニンが少し悪くなってきましたね」

こう言われた患者さんは、「そうか、少し悪くなったのか」としか思いません。少し悪いのであれば、いくらでも手は打てるのだろうと。

しかし、経験のある医者は「この患者さんはあと3年くらいで人工透析だ」とわかって

いるのです。わかっているけれど、言わないのはなぜでしょうか。

まじめに病院に通ってきている患者さんに前もってそれを告げたら、「なんとかしてくれ」と懇願されるのは目に見えています。しかし、なんともできないからです。

場合によっては、「信用してずっと通っていたのに、治せないとはどういうことか」と責められるでしょう。それがつらいからです。

わたしも、過去にそういう時代がありました。大病院に勤務しているころは、まだいい治療法がなく、長年診てきた患者さんが人工透析に入るときには、「救えなかった」という自責の念に苦しめられました。

しかし、それはずいぶん昔の話です。いまは、かなり腎症が進んでも人工透析を避けられるようになっています。ところが、従来と変わらぬことを続け、「人工透析に入るのはしかたない」と思っている医者が相変わらず多いのも事実です。

こんなことにならないよう我が身を守るためには、患者さん自身が知識をもっているということが不可欠です。

すべての病気において同様のことがいえますが、こと糖尿病に関しては「医者任せ」は非常に危ないのです。

成功者に多い人工透析。
自覚症状がないから
仕事優先で腎症を悪化させる。

■「どうして、人工透析になるまで腎症をひどくしてしまうの?」

これまで何度も述べているように、糖尿病はかなり進行しても痛くもかゆくもありません。合併症ですら、人工透析や失明の寸前までなんの自覚症状もありません。だから、ついつい放置してしまう人があとを絶ちません(糖尿病患者の4割は通院していません)。

放置している人のなかには、そもそも「自分が糖尿病にかかっている」という認識すらない人もいます。たとえば、専業主婦が、市区村長の健康診断はあっても「来年受ければいいわ」とつい先延ばしにしているケースです。「だるさが取れない」と病院を受診し、そこで糖尿病が判明したときには、もはや人工透析が避けられない事態に陥っているという事例もあります。

一方で、何度も高血糖を指摘されたのに、そのまま放置している確信犯もいます。こういう人の多くは、「自覚症状が出てきたら本腰を入れて治療すればいいや」と考えているようです。しかし、自覚症状が出てからでは遅いのです。

わたしが見ている限り、糖尿病腎症を悪化させて人工透析を必要とするのは、たいていばりばり働く男性で、しかも成功者に多い傾向があります。

以前、わたしのクリニックに、60代の男性が奥さんに付き添われてやって来ました。地方都市で大きな会社を経営する社長さんでした。一代で会社を興した成功者です。

かねてより糖尿病で地元の有名病院に通院していましたが、仕事が忙しく、病院の予約をキャンセルすることもたびたびでした。また取引先との接待などもあるので、生活習慣を改めることもむずかしかったのでしょう。

あるとき、主治医からいきなり言われました。

「人工透析が必要ですから、専門病院を紹介します」

人工透析は、週に3回もしくは1日おきというペースで通院を必要とし、しかも1回の治療に4時間近くかかります。

身体障害者1級と認められ医療費は無料ですが、とても、いままで通りの仕事はできません。

そんな人工透析を宣言されて、よほどショックだったのでしょう。わたしに状況を説明するのはもっぱら奥さんで、男性はほとんど口を開かず下を向いたままでした。

この患者さんは、明日にでも透析をはじめなければならないほど病気が進んでおり、わたしもどうすることもできず、腎臓移植の可能性について説明するしかありませんでした。

アルダクトンA投薬後の尿アルブミンのデータ

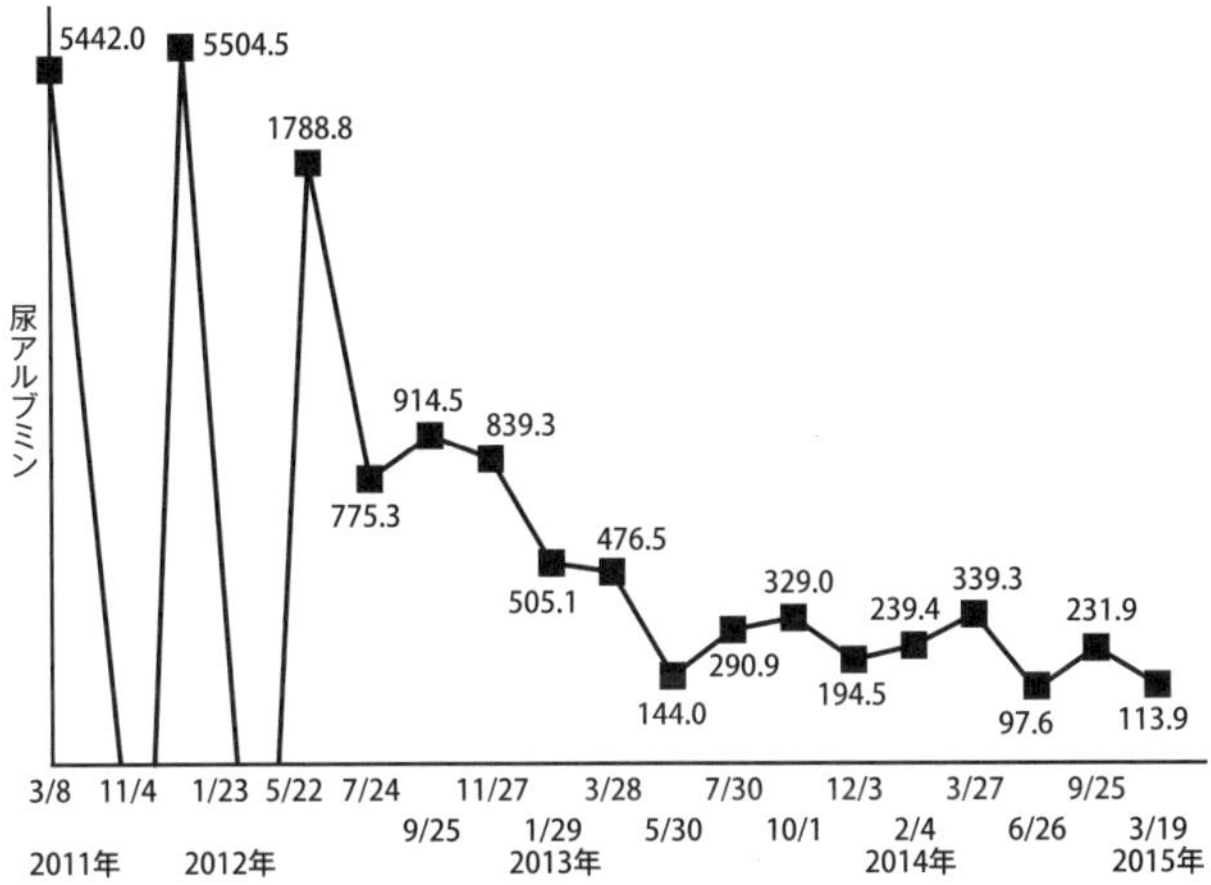

初診時に5442.0もあった尿アルブミンが97.6まで下がっている。

ここまでひどくしなければ、いまは透析を避けられる時代になっています。

わたしがこれまで診てきたなかで、もっとも治療がうまくいった男性患者さんの事例を紹介しましょう。

その患者さんは、ある地方都市で働くサラリーマン。妻とふたりの子どもがいます。すでに30代後半から糖尿病を指摘され、その都市いちばんの大病院で治療を受けていました。

まじめに病院に通っているので大丈夫だろうと安心していたら、いきなり人工透析と言われ、びっくり仰天。糖尿病に関する本をいろいろ読んで、わたしのクリニックを訪れたのです。2011年の3月、患者さんがまだ44歳のときでした。しかし、初診時の尿アルブミンは5442・0もありました。まだ、アルダクトンAなどの特効薬が見つかる前のことですから、「とても無理だ」と思いました。

「せっかく遠くから来ていただいたのに申し訳ないけれど、わたしには治すことができません。あきらめてください」

わたしが正直に告げると、患者さんは必死に食い下がってきました。

「わたしはまだ44歳で、小学生の子どももいます。人工透析になったらいまの仕事は続けられません。家族を路頭に迷わせてしまいます。新幹線で通ってきますから、どうかできる限りのことをしてください」

そこまで言うのならと、正直自信はありませんでしたが引き受けました。

そのときにわたしが出した条件は、上の血圧を130未満、下の血圧を80未満にかならず収めてくれということでした。

そのためには、腎臓にいいとされる降圧剤を相当量飲んでもらわねばなりません。すでに人工透析寸前まで腎症が進んでおり、6種類もの降圧剤を飲まないと血圧コントロールができなくなっていたのです。

奇跡の薬が間に合った！

ヒヤヒヤの一進一退をくり返しながら1年が経過したころ、忘れ去られた薬であるアルダクトンAが腎症に画期的に効くという論文が出ました。

さっそく、その患者さんに処方すると、尿アルブミンは一気に700台まで降下。その後、多少の増減を示しながらも300を超えることはほとんどありません。105ページのグラフを見ていただければわかるように、97・6という当初からは考えられないような低い数値も出ています。

このまま推移すれば、ずっと元気で仕事を続けることができるでしょう。

もし、初診時にわたしがあのまま断わっていたら、いまごろは会社を辞めて人工透析に大半の時間を費やし、ご家族も苦労されていたでしょう。

この患者さんは、治療が無理だというわたしを説得し、そして辛抱強く通ってきました。つまり、医者の意見よりも自分の思いを尊重し、貫《つらぬ》いたのです。

あなたもぜひ、こうした意思の強さをもって、最適な治療を受けられる環境に身を置いてください。

適度の飲酒は血糖値を下げる。飲める人は飲んだほうがいい。

20

■「医者や栄養士からは〝酒はダメ〟と言われている。好きなのでやめたくないが……」

日本の糖尿病の治療現場で、もっとも誤解されているのがアルコールについてです。糖尿病の患者さんはアルコールを飲んでいいのに、「ダメだ」と言われているのです。

この誤解は、「カロリー」でものを考えているから生まれます。

そもそも、血糖値を上げるのは糖質（炭水化物）です。「糖質制限こそ糖尿病治療の効果を上げる」ということが、すでに明確になっています。それにもかかわらず、日本糖尿病学会は、いまだに糖質制限ではなく、カロリー制限を提唱しています。

もちろん、糖質制限にもカロリー制限にも一長一短があり、いろいろな意見が存在することに異存はありません。しかし、カロリー制限をすれば、極めて現実的でない事態が発生します。

カロリー制限を実行しようとしたときに、真っ先にやり玉に挙げられるのがアルコールです。たとえば、350ミリリットルのビール1缶で約150キロカロリー、ウイスキーのシングルが約75キロカロリー、ワイングラス1杯が約80キロカロリーほどとなっています。

もともと酒好きな人なら、ビール2缶、ワイン1本くらいぺろっといきます。すると、アルコールだけで1000キロカロリー近く摂ってしまうことになります。カロリー制限を受けている人がアルコールを飲んだら、ほとんど食事らしい食事はできなくなってしまうでしょう。

だから、栄養士さんは100％「お酒はやめましょう」と言います。そして、こう付け加えるのではないかと思います。

「それになにより、アルコールはカロリーが高いから血糖値を上げますよ」

アルコールは血糖値を「下げる」

しかし、この指摘は正確ではありません。

そもそも、アルコールのカロリーはエンプティカロリーといって体内ですぐに燃やされ蓄積されません。もし蓄積されるとしたら、毎晩ウイスキーをボトル半分ほど飲んでしまうような酒豪は、〝百貫デブ〟になっているはずです。

それに、血糖値を上げるのはカロリーではなく糖質です。比較的糖質が多いビールや日本酒をたくさん飲めば血糖値が多少は上がるでしょう。

でも、ウイスキーや焼酎といった蒸留酒は、まったく糖質を含んでいないので、いくら飲んでも血糖値は上がりません。

それどころか、アルコール自体は血糖値を下げることがわかっています。

アメリカ糖尿病学会は、次のような指摘をしています。

「アルコールは肝臓からのブドウ糖放出量を減らすため、インスリンや糖尿病の薬を使っている人は低血糖になる危険がある」

つまり、アルコールを飲むと血糖値が下がるから、インスリンを打っている人は下がりすぎないように気をつけろと忠告しているのです。

アルコールが血糖値を下げることは、実験によって証明されています。

190人の2型糖尿病患者をふたつのグループに分け、一方には夕食時にワインを、一方にはノンアルコール飲料を飲んでもらったところ、翌朝の空腹時血糖値はワインを飲んだグループが平均22も数値が低かったのです。

また、アルコールは合併症の犯人であるAGEを減らすこともわかっています。アルコールは、糖尿病患者の敵ではなく味方なのです。

とくに、働き盛りの男性に糖尿病患者が多いことを考えると、アルコールを禁止するというのは、バカげたことだといわざるを得ません。

ある営業マンは、行きつけの病院の栄養士から「カロリーが高いお酒はやめて」と指導を受け、接待でもウーロン茶で通していました。そして、カロリーが高そうな油もののおかずを避け、ご飯はちゃんと食べていました。

しかし、これでは血糖値は上がってしまいます。むしろ、アルコールを飲んで肉や魚、野菜など炭水化物の少ないおかずをつまんでいたら、血糖値は上がらないし、みんなと一緒に盛り上がれるしで、いいことづくめだったはずです。

ワインを飲んでください

アルコールが苦手な人があえて飲む必要はありませんが、お酒が好きな患者さんには「ぜひ飲んでください」とわたしは言っています。とくに、ワインはおすすめです。

すでに2004年の段階で、ドイツでは「白ワインを飲むとやせる」という論文が出ていますし、2015年のヨーロッパ糖尿病学会では、「ワインを150ミリリットル飲むと血糖値が改善される」という発表がされています。赤白どちらでも血糖値が下がり、とくに赤ワインはコレステロール値も改善するということでした。

なお、ワインに含まれる糖質について、日本の文献とアメリカの文献で見解が分かれています。日本では、白ワインのほうが赤ワインよりも糖質が多いというのに対し、アメリカでは白のほうが少ないとされています。

これは、かつての日本に流通していた白ワインに甘いものが多かったためではないでしょうか。いまはスッキリした辛口のものが主流なので、アメリカのデータを信用していいのではないかと思います。

もっとも、どちらにしろ含まれる糖質はたいした量ではありません。コレステロール値を下げる赤、やせる白。いずれもメリットがあり、好きに飲んだらいいでしょう。

ワインに限らず、ほかのアルコールも楽しんでください。ビールや日本酒は糖質が多いから気をつけたほうがいいですが、それでも「1杯まで」と決めて飲んだらいいでしょう。もちろん、「糖質オフ」タイプならそんなに気づかいもいらないでしょう。

わたしが「お酒を飲んでください」とすすめると、とくに男性の患者さんは大よろこびして帰っていきます。そして、次回の診察にはたいてい奥さんが一緒に来ます。

「うちの主人ときたら、先生からすすめられたと嘘を言ってまで飲みたがるんです」

わたしが「本当ですよ」と言っても、なかなか信じてもらえません。それほど多くの人が、「アルコールは糖尿病の敵」と思い込んでいるということです。

昏倒しない限り、
糖尿病で入院する必要は
まったくない。

■「血糖値が高いので医者から入院を強くすすめられた。しなくてはいけない？」

ある40代後半の男性が、糖尿病による入院を余儀なくされました。

その男性は30歳のときにIT関係の会社を起業し、がむしゃらに働いてきました。健康には自信があったのと病院ぎらいのため、健康診断は一切受けていませんでした。

食べることでストレスを解消しており、一時はメタボ体型になりかけました。しかし、最近は体重も落ちてきたので安心していました。

ただ、ここ数日、やたらと喉が乾いていました。あまりにも、清涼飲料水をがぶ飲みするので、部下が心配したほどです。

「もしかしたら、糖尿病なのかもしれない。時間ができたら病院に行こうかな」

こう考えていた矢先に、仕事中にいきなり昏倒。救急車で病院に運ばれその場で入院となったのです。血糖値は1000を超えていました。

この男性のように、まったく気づかぬまま糖尿病を進行させて昏倒するケースが、いま、子どもたちにも増えています。塾に通うか家でゲームをするかで運動はせず、ファストフードや清涼飲料水を摂り放題でいれば、子どもだって2型糖尿病にかかるのです。

当然のことながら、血糖値が１０００を超えて昏睡状態に見舞われたときには一時的に入院し、インスリンを使って血糖値を落ち着かせる治療を施すことになります。

「教育入院」はもう古い

しかし、そうした緊急事態以外で入院は必要ありません。昏倒したわけでもないのに入院をすすめる医療機関は、はっきりいって古いのです。

自分でスタスタ歩けるような糖尿病の患者さんに入院してもらうことを、「教育入院」と呼びます。

そこでは、血糖値のコントロールをして少しでも腎症など合併症の発症を遅らせるために、検査や投薬を行なうと同時に、患者さんに糖尿病のメカニズムを説明したり、食事制限や運動などの指導をします。

教育入院は、ヘモグロビンＡ１ｃを下げることしか治療らしい治療がなかった時代の苦肉の策といえます。しかし、いま、糖尿病治療は急激な進歩をとげており、治療法は増えました。

すでに紹介したように、腎症を治す特効薬が見つかりました。腕のいい眼科医にかかれば失明も避けられます。壊疽《えそ》によって足を失うことなど、よほどのことがない限り起こりません。

つまり、怖いといわれた合併症が治るようになったのです。

血糖値が高いのは、血圧が高いとかコレステロール値が高いのとなんら変わらない時代になったのだとわたしは考えています。血圧やコレステロール値が高いことで入院する人はいません。糖尿病も同じです。

そもそも、糖尿病は入院して治るものではありません。アメリカでは20年も前に教育入院をやめています。

ある大病院の看護師は、「できれば糖尿病の教育入院は担当したくない」と言っています。患者さんのなかには、糖尿病用の食事に絶えきれず、勝手に売店でお菓子を買って食べたりするわがままな人もいます。それを注意すれば逆に食ってかかられます。そして、そういう患者さんに限って、何度も入院してくるのだそうです。

賢明なあなたは、コントロールすべきことは病院からいわれなくても自分でできるはずです。入院なんて必要ありません。入院をすすめる医者ではなく、最新の治療を施してくれるような医者のほうがあなたには必要でしょう。

ロキソニン、ボルタレンは
腎臓に悪影響。
極力避ける。

■「腰が痛くて病院に行ったら鎮痛剤を出された。服用しても問題ない？」

多くの日本人が、普段から気楽に服用している薬のひとつが消炎鎮痛剤です。頭痛、生理痛、筋肉痛、歯痛……と痛みはいろいろな形で現われます。とくに、腰痛に悩む人が増えていて、働き盛りの日本人の10人にひとりは腰痛もちだといわれています。

わたしたちが整形外科を訪れ「腰が痛くて仕事になりません」と訴えれば、ロキソニンやボルタレンといった消炎鎮痛剤が処方されます。

これらの薬はテレビでもCMが流され、多くの人が知っています。ロキソニンは2011年から錠剤が市販され、医療機関を通さずとも簡単に入手できるようになりました。ボルタレンの市販は貼り薬や塗り薬に限られていますが、インターネット経由なら飲み薬も手に入る時代です。従来の消炎鎮痛剤よりもよく効くために、糖尿病患者さんのなかにも「愛用者」はいることでしょう。

しかし、ロキソニンやボルタレンといった消炎鎮痛剤は腎臓に悪影響を与え、尿アルブミンを悪くする危険性があるのです。糖尿病で、すでに尿アルブミンが高くなっているような人は、そこに追い打ちをかけることになるので、こうした薬を気軽に飲むことは避けなければなりません。

「どうしても」というときだけ飲む

左ページに載せたのは、わたしの患者さんのデータです。どの人も消炎鎮痛剤を飲んだことで尿アルブミンが一気に悪化しているのがわかるでしょう。

もちろん、手術を受けたり抜歯をしたときなど、やむを得ない場合に飲むのはしかたがありません。消炎鎮痛剤を飲んだあとでも、アルダクトンＡのようなすぐれた薬を飲めば、また尿アルブミンを下げることもできます。

問題なのは、腰痛などで１カ月分も処方してもらうようなケースです。「胃薬も一緒に出しておきましょうね」と言われるから、患者さんも「消炎鎮痛剤は胃に悪い」とは考えます。逆にいうと、胃が荒れなければ安心して飲み続けてしまいます。

整形外科の医者には、消炎鎮痛剤が胃に悪いということは知っていても腎臓への害を知らない人が多いのです。

ちなみに、貼り薬や塗り薬は腎臓に悪影響は与えません。腰痛や関節痛には、そういったタイプのものを使うようにしましょう。

痔の手術の際に消炎鎮痛剤を使用

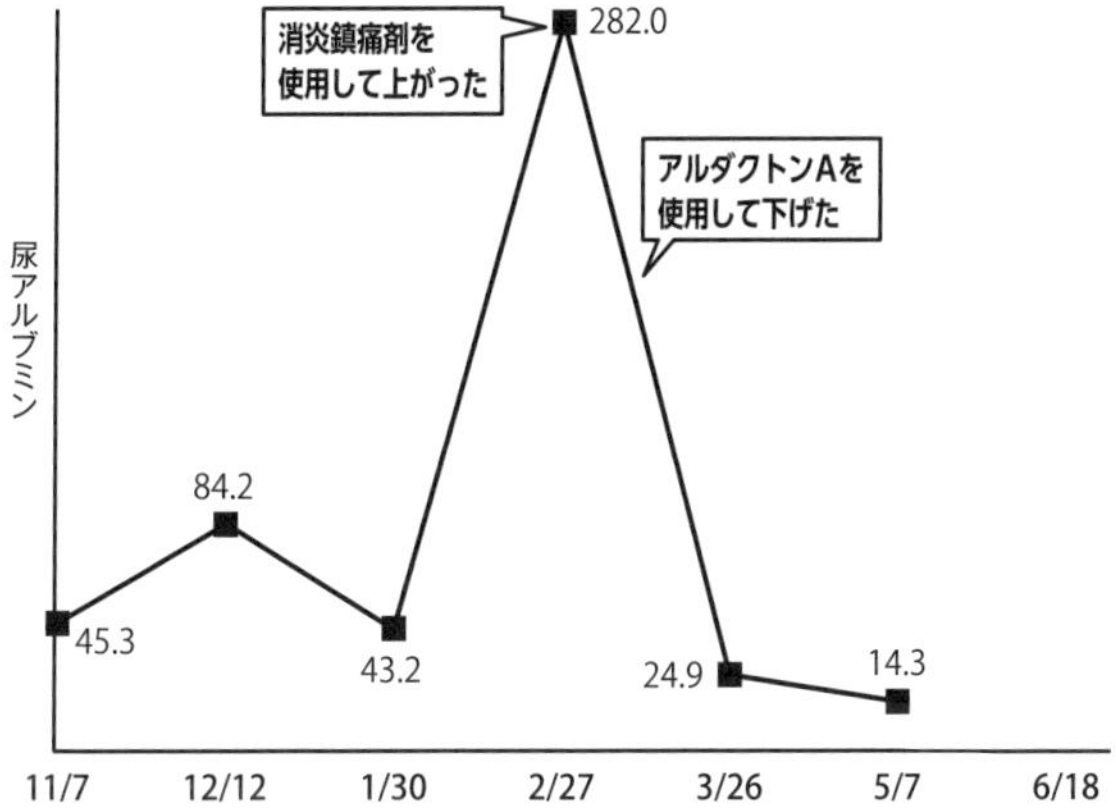

43.2から282.0まで急上昇したが、アルダクトンAの服薬で下げることができた。

ロキソニンを使用

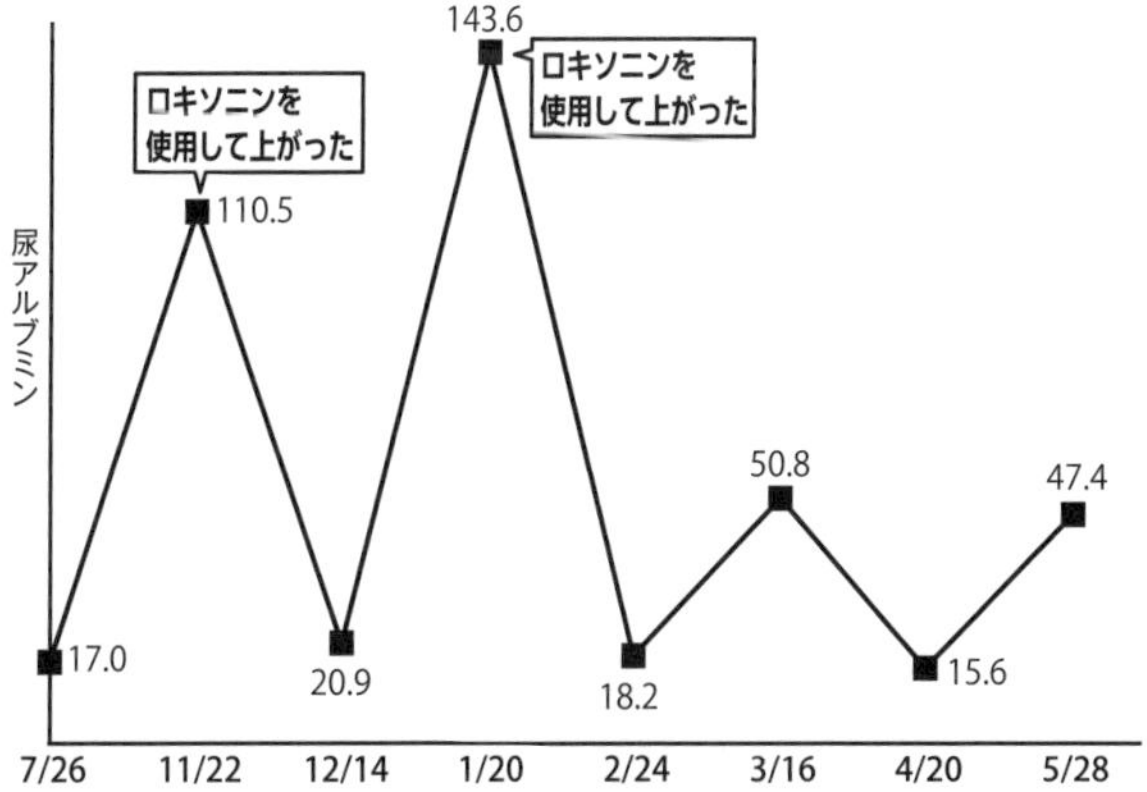

ロキソニンを服薬したときだけ、尿アルブミンが上昇していることがわかる。

造影剤は腎臓を悪くする。すでに腎症のある人は使用を断わる。

23

■「造影剤を使った検査をすすめられた。受けても大丈夫か?」

糖尿病腎症は、その進行度によって第1期から第5期までのステージに分類されます。尿アルブミンが300を超えたら、第3期です。そんな患者さんを検査や手術のためにほかの病院に紹介する場合、紹介状にこんな一文を書き添えることがたびたびあります。

「○○さんは糖尿病腎症の第3期のため、造影剤を使った検査、消炎鎮痛剤の使用は必要最小限に抑えてください」と。

造影剤とはCTやMRIなどの画像をより明確にするために、血管内などに注入される薬剤です。消炎鎮痛剤については119ページで述べたとおりですが、造影剤も腎臓に悪影響を与えます。造影剤は、消炎鎮痛剤とくらべものにならないほど大きく尿アルブミンを上げ、なかには人工透析を必要とするまで腎臓を悪くしてしまうケースもあります。〝造影剤腎症〟という病名があるくらいで、非常に危険なものです。

ところが、それを理解していない医者が多くいるのです。

医者が患者さんに造影剤を用いるときに気にするのは、もっぱら「アレルギー性ショック」についてです。まれに、薬剤が体に合わずショックを起こして命を落とす人がいるからです。そのため、造影剤を使用するときには患者に同意書を求めます。

しかし、腎臓については無頓着です。というのも、造影剤を使ったらすぐに透析になるのではなく、多くは数年後に影響が出るので、人工透析が必要となった原因が、自分が使った造影剤にあるとは思わないのです。

「NO」と言える患者になる

患者の無知で見過ごされてきた造影剤腎症について、2000年代に大規模な疫学調査が行なわれました。そして、重症患者にとっては生命予後に影響を与えるということがわかってきました。しかし、いまだにそのことすら知らない医者もたくさんいます。

たとえば、眼科で行なわれる「蛍光眼底造影検査」も造影剤を使います。眼科には網膜症治療で糖尿病の患者さんが大勢かかっており、そういう人たちにとって腎症も重大な問題です。ところが、気楽に使ってしまう眼科医が多いのです。

とくに放射線科、循環器科の医者に診てもらうときには注意が必要です。もともと腎症を起こしている糖尿病の患者さんがこうした科で造影剤を使われ、一気に悪くなることがあります。だから、患者さん自身が「断わる」ことが必要なのです。

あなたが造影剤を使われるとしたら、いちばん多いのが、CTやMRIを用いたがんの検査などでしょう。病気の所在を判定する放射線科の医者は、見落としがあると訴えられるために、少しでもコントラストがはっきりした画像が欲しいから造影剤を使いたがります。しかし、使わずとも判断できます。

患者さんを守るためでなく、自分のために使いたがるということをしっかり理解したうえで、「造影剤を使わずに判断してください」と要求する知恵が必要です。

次に、心筋梗塞にもかかりやすい糖尿病の患者さんが受ける可能性が高い、心臓カテーテルや冠動脈CTは、どうしても造影剤が必要です。しかし、上手な医者なら「できるだけ少量で」とお願いすればそのようにしてくれるでしょう。

たとえば、つまった動脈にステントを入れるときには、心臓カテーテルで造影剤を少しずつ流し血管の状態を見ながら行ないます。このとき、腕の悪い医者だとステント設置に時間がかかり、造影剤も大量に使うことになります。

いまは、施術の記録を残さねばならず、使用した造影剤の量も知ることができます。しかし、あとから「こんなに大量に使われてしまった」といきどおっても遅いので、最初から腕のいい医者にかかることが必須となります。

どうしても犠牲になりがちな腎臓を守る方法

いくら造影剤が腎臓に悪いとはいえ、心筋梗塞の治療のためなら心臓カテーテルもやらなければなりません。どこかにがんが見つかったら、より鮮明な画像で正確に判断するため造影剤を使う必要も出てきます。それはしかたのないことです。

ただ、さまざまな原因で普段から腎臓が犠牲になっているのだから、少しでもその負担を減らしておくべきだということは忘れないでください。

そのためには、患者さん自身が、無闇に造影剤を使われないように注文を出していかなければなりません。わたしは、気の弱い患者さんには「牧田という糖尿病の専門医から、腎臓が悪くなるから造影剤は断われと言われた」と伝えてもらっています。

造影剤腎症は適切な治療をすれば回復します。71歳になる男性患者さんは、造影剤を使用して一気に尿アルブミンが3361・0まで上昇しましたが、適切な薬の服用によってすぐに66・2まで下がり、いまは20台で落ち着いています。

しかし、医者に造影剤腎症の知識がなければ放置されかねません。そういう意味でも、すべての治療において、知識のある医者、腕のいい医者にかかることが必須なのです。

パート4

知らないと怖い「患者の心得」

自分で血糖値を測る習慣をもつと、
それだけで血糖値は下がる。

24

■「仕事が忙しいので、検査や治療がうまく進むか不安……」

「糖尿病だからこれから一生、治療が必要と言われてショックを受けています。仕事や生活にどのくらい支障が出るんでしょうか?」

ある会合で知り合った40代の女性から、こんな質問をされました。この女性は自分でファッション関係の会社を経営しており、仕入れで海外へもたびたび行っています。糖尿病といわれて、これまでのように活動できるのか心配になったようです。

しかし、糖尿病の治療は、みなさんが想像しているほど大変ではありません。基本的に通院は3カ月に1回で大丈夫です。なぜなら、薬は3カ月分も出せるからです。

「では、薬を必要としない場合なら1年に1回でいいか」というと、できれば3カ月に1回の通院は必要です。というのも、糖尿病はまったく自覚症状がないまま進行していきますので、ヘモグロビンA1cや尿アルブミンなどの数値を定期的に検査することが必須だからです。

どんなに忙しい人でも、3カ月に1回なら、予約したクリニックに通う時間はひねり出せるでしょう。虫歯やぎっくり腰の痛みに耐えかねたら、大事な予定をキャンセルしても病院に行くのが人間です。だから「時間がない」は言い訳になりません。

自分の血糖値は自分で把握する

さて、3カ月に1回通院するとして、その間はどう過ごしたらいいでしょうか。次の診察までは、「自分で自分の主治医を務める」ことをしてください。具体的には、自己測定器を購入して、食後（朝食後、昼食後、夕食後）に血糖値を測り、記録をつけます。

なお、食後血糖値は「食事の1時間後」に測りますが、この1時間後とは「食事を終えて」ではなく、「食べはじめてから」を指します。というのも、わたしたちが食事をすると、そこに含まれている糖質によって血糖値がすぐに上がりはじめるからです。最初の一口から15分くらいして上がりはじめ、ほぼ1時間後にピークを示します。

こうした食後血糖値と食事内容を記録することで、「なにを食べたら血糖値がどのくらい上がるのか」が簡単にわかってきます。そこで、血糖値が上がる食べ物をなるべく避け、食後血糖値が200を超えないようコントロールしてください。それによって、ヘモグロビンA1cの値も低く安定していきます。

これをせず、次の診察まで自分の状況をなにも把握できずにいれば、血糖値は高いまま放置されることになるでしょう。　血糖値を自己測定するかしないかで、糖尿病の進行度合いはまったく違ってくるのです。

ただし、ときに４００、５００という高い数字が出ても、あわてる必要はありません。血糖値というのはあくまでそのときのものであって、ストレスなどの状況しだいでいくらでも変わります。重要なのは、高血糖状態がどのくらい続いているかです。それを示すのはヘモグロビンＡ１ｃであり、日ごろの食後血糖値を２００以下に保てていれば、ヘモグロビンＡ１ｃはさほど上がりません。

ニプロ、テルモ、オムロンなど20社ほどのメーカーから、高機能な自己測定器が販売されています。病院を通してもいいですし、薬局でも購入できます。ただ、インターネットでの購入は法的に禁止されています。血の付着した針を回収することができないからです。

とくに、採血器具は自分専用として絶対に人と共有しない（肝炎感染防止などのため）ことや、採血した針の処理法など、遵守すべき内容を熟知する必要があります。

普段は自分で血糖値を測定して２００を超えないように注意し、３カ月に１回の通院でヘモグロビンＡ１ｃや尿アルブミンを測ってもらう。それをやってくれる医者にかかることが必須です。

ヘモグロビンＡ１ｃを
８・３以下に下げて、
腕のいい医者に手術をしてもらう。

■「手術するときに注意することってありますか?」

糖尿病の患者さんは、がんや心筋梗塞などほかの病気にもかかりやすいので、必然的に手術を受ける機会も多くなりがちです。

糖尿病の患者さんが手術を受けるにあたり、注意すべきことはふたつあります。

ひとつは、ヘモグロビンA1cを8・3以下にコントロールすることです。世界の医療現場では、「手術はヘモグロビンA1c8・5未満で行なう」という決まりがあります。

しかし、わたしは日本人の場合は、8・3以下だと患者さんに示しています。

というのも、ヘモグロビンA1cが8・3を超えるような高血糖状態では、感染症や縫合不全などが起こりやすくなることがわかっているからです。

また、手術そのもののストレスから高血糖になりやすいという側面もあるため、手術前にはできる限り血糖値を低く抑える必要があるのです。

白内障の手術など、とくに急ぐ必要がないと判断される場合は「血糖値がコントロールできてからやりましょうね」とやんわり断わられることがあります。そのまま手術ができずに不自由な生活を強いられている人が、日本中にたくさんいると思われます。

もっとも、そんな呑気なことをいっていられないケースもあります。

たとえば、胆石症で激痛を訴える患者さんが救急車で運ばれてきた場合。緊急手術をしようと調べてみたら、ヘモグロビンA1cが9・5もありました。

こうした場合は、まず内科に回されます。そして、毎食時前と寝る前の1日4回のインスリン注射をして一時的に血糖値を下げてから外科に戻されます。

だから、結果的に「手術不可能」という事態にはならなくとも、血糖値が下がるまでの時間は確実にロスします。いつ、どんな手術が必要になってもすぐに対応できるように、普段からヘモグロビンA1cは8・3以下に収めておきましょう。

下手な医者ほど手術をやりたがる

手術を受けるときに、さらに大事なのは上手な医者にやってもらうことです。

いくら、自分が血糖値をコントロールして準備万端で臨んだとしても、下手な医者に手術されたら元も子もありません。

糖尿病の患者さんに限りませんが、誰でも「上手な医者に手術をしてもらいたい」と考えています。しかし、これは当たり前のことのようで、当たり前にはいきません。

みなさんによく覚えておいてもらいたいのは、「手術が下手な医者ほど手術をやりたがる」ということです。ホンネは、「下手だから、練習したい」のです。

場合によっては、やらなくてもいいような手術をすすめるケースすらあります。

先ほど例に挙げた胆石症では、痛みを伴わない患者さんは、急いで手術などしたくはありません。それなのに、医者が熱心にすすめてくることがあります。

「いや、いまは痛くなくとも、いつ激痛に襲われるかわかりません。それに、がんになるといけませんから、早めにとっておいたほうがいいですよ。腹腔鏡手術なら体への負担も少ないですから」

たしかに負担は少なくても、お腹を開いて直接患部を見ることができる開腹手術と違って、腹腔鏡手術は技術が必要です。

でも、むずかしい手術だからこそ上手にできるようになりたい。上手にできるようになるには回数を重ねるしかない。だから、目の前の患者さんを説得したい。

あなたがもし医者であったら、そう思うのではありませんか？

手術の失敗で患者さんが亡くなったり重篤な障害が残ったりという事件は、たびたび報じられます。しかし、報じられるのは発覚したからで、発覚すらしない事例があるのだと思ったほうがいいでしょう。

「○○先生がやってくださるんですね」と聞く

さて、この世でいちばん手術が下手な医者は誰でしょうか?

それは、はじめて手術をする医者です。そして、どの医者にも、「はじめての手術」があります。そのときの患者さんは、どうやって選ばれるのでしょう。

「明日の○○さんの手術は、はじめてメスを握る新人がやりますからね」

こう言われて納得する患者さんはいないでしょう。

大きな病院には医者がたくさんいます。そこには、ベテランもいるし、修業中の医者もいます。手術中は麻酔をされていて、実際には誰がなにをしているのか患者さんにはわかりません。

だから、手術が決まったら「○○先生がひとりで最後までやってくださるんですね?」と確認することが大事です。

その前に、「わたしの手術は、この病院でいちばん上手な先生がやってください。そうでないならほかの病院へ行きます」とわがままを言っていいのです。しかし、わたしが患者さんにそう提言すると、みんなたいてい尻込みします。

「これから手術をしてもらう病院に対して失礼じゃないですか……」

しかし、そんなことを言っていたら、いいようにされてしまいます。自分の命がかかっているのだという認識が必要です。

それでも強く出られない人には、わたしの名前を使っていいと伝えています。

「糖尿病専門医の牧田先生が、糖尿病の患者は手術のリスクが大きくてトラブルが多いから、いちばん上手な先生にやってもらわないとダメだと言ったんです」

ここまで訴えても、「なにもわからない患者がそんな生意気を言うな」といった反応が返ってくるようなら、その医療機関とはつき合わないほうがいいのです。それがわかっただけであなたの体が傷つけられる可能性は下がったといえます。

わたしは、自分の患者さんがほかの病気でむずかしい手術や検査を必要としたときのために、一流の医者とのネットワークを築いています。各分野に最高の医者を見つけるのはわたしの大事な仕事だと考えています。

情報社会になったいま、医者の良し悪しは、一般の人たちにも見抜くことが可能になってきています。普段から、それを知る努力を惜しまないでください。

26

通院や検査の前は自然体で。お酒を抜いても意味はない。

■「通院の前の日は、なにか気をつけることはありますか？」

わたしのクリニックをはじめて訪れた50代の男性患者さんは、当日の血液検査の結果を見てがっかりしたように言いました。

「あれ、やっぱり血糖値が高いですね。昨夜はお酒も抜いたのになあ」

空腹時血糖値が１３０、ヘモグロビンＡ１ｃが６・８で立派な糖尿病ですが、信じたくない気持ちがあったようです。

会社の健康診断で指摘されたものの、専門医のところで「まだ糖尿病ではありませんよ」と言ってもらいたかったのでしょう。前日は好きなお酒も我慢してやって来ました。そうすれば空腹時血糖値も下がっていると期待したからです。

この男性のように、通院の前日は飲食を控えたり運動したりと、「いい子に過ごす」患者さんは少なくありません。

しかし、そこにはいくつかの間違いがあります。

まず大事なのは、診察では「いつもの自分」を診てもらうようにするべきだということです。とくに糖尿病のような「慢性病」では、その日だけいい検査結果を手にしてみても意味はありません。「いつもはどうか」をきちんと把握してこそ、正しい治療が行なえるのです。

もっとも、その日だけ頑張っても専門医にはばれてしまいます。

糖尿病の進行度合いを把握するために、いまはほとんどの医者が空腹時の血糖値よりもヘモグロビンＡ１ｃを重視します。空腹時血糖値は、その日の体調やストレスなどによって大きく変化しますが、ヘモグロビンＡ１ｃはここ１〜２カ月の平均的血糖値が示されるため、状態を正確に判断できるからです。

お酒を抜くのはまったく意味がありません

とくに「無意味だからおやめなさい」と言いたいのが、検査前日の禁酒です。

１１０ページでも述べたように、アルコールは血糖値を「下げる」のです。だから、この男性患者さんも、前日にワインでも飲んでくれれば、もう少し空腹時血糖値も低かったのではないかと思います。

わたしのクリニックに長く通っている患者さんは、いつも自然体です。寝不足が重なって、いつもより体調がすぐれなくても気にしません。

ベテランの患者さんは、自分の生活がどのように検査結果に影響するかよくわかっているので、いちいち一喜一憂せず、鷹揚《おうよう》にかまえていられるのです。

こうした患者さんに対して、わたしはうるさいことは言いません。

その日の様子だけを見て「食べ過ぎるな」とか「睡眠をちゃんととれ」とかお説教をたれれば、患者さんはホンネを言わなくなり、診察日には「いい子」に振る舞おうとすることでしょう。

しかし、それでは本末転倒。糖尿病専門医としては、いかに日常の患者さんを診察するかが重要なのです。

だから、診察や検査の前には「いつものあなた」でいてください。お酒も安心して飲んでください。

もし、「いろいろ説教されるのが嫌で、つい、いい子を演じてしまう」というのなら、主治医との関係を見直す時期にきているのかもしれません。

とくに、「糖尿病なんだからお酒はがまんしなくちゃ」などと要求する医者は、相当トンチンカンです。その医者にほめてもらおうと禁酒して、あげくに血糖値が上がっていたのでは笑い話にもなりません。

人工透析になっても、
しっかり検査すれば長生きできる。

27

■「親戚が人工透析をはじめて数年で亡くなった。透析患者は早死にする？」

人工透析に入ると、あまり長生きできない。こう思い込んでいる患者さんもいることでしょう。

人工透析をはじめることに抵抗があるのは、単に生活の質が落ちるというだけでなく、余命宣告を受けたような気分になるからかもしれません。

実際に、人工透析後の患者さんの5年生存率は60％くらいになっています。これでも少しよくなっていて、以前は50％でした。

この数字だけを見ると「やはり早死にしてしまうんだ」と絶望的になりそうですが、落ち着いてよく考えてみてください。

人工透析に入る年代は、男女ともに75〜80歳がもっとも高い割合を占めています。つまり、もともと高齢になってから導入する人が多いのです。

5年生存率も、もちろんそうした患者さんのデータから導き出しています。これをふまえ、日本人の平均寿命と合わせて見てみると、人工透析になった糖尿病患者さんが極端に短命だということではありません。

「死ぬ原因」を潰せばいい

もうひとつ、強調しておきたいのは、「人工透析を行なうことが命をちぢめるわけではない」ということです。人工透析を続けている患者さんが命を落とすのは、心筋梗塞、脳卒中、がんなど、糖尿病以外の病気によってです。とくに、心筋梗塞の発作で亡くなる患者さんが多くいます。

そもそも、人工透析を必要とするのは、腎臓の血管がボロボロになりひどい腎症を起こしているからです。こういう患者さんは、心臓の血管も弱くなっています。そこに加え、人工透析をすると動脈硬化も進み、さらに心臓が悪くなりやすいのです。

そのため、人工透析をはじめたら、冠動脈CT検査を定期的に受け、心臓の血管がどの程度つまっているかを把握する必要があります。

血管に75%以上のつまりが見つかったら、そこにステントを入れるか、それでも無理ならバイパス手術を受ければ大丈夫です。

脳の血管も同様に弱くなっています。

そこで、脳MRI検査も定期的に受けていれば、予防的手段を講じることができます。

もし、動脈瘤が見つかったら、開頭を必要としない血管カテーテルによるコイル塞栓術が可能です。これは、プラチナ製のコイルを瘤のなかにつめてしまい、そこに血液が流れて破裂するのを防ぐものです。あるいは、小さな梗塞が見つかったら、ひどい脳梗塞を予防するため、血液をさらさらにする薬を飲むことになります。

また、血圧も低く安定させ、脳出血が起きないようにすることも重要です。もちろん、がんの検査もぬかりなくやってください。

人工透析をしていてもこうして前もって手を打つことで、長生きできます。それをしない人が早死にしているのです。

大事なのは、死ぬ原因を潰していくこと。これはなにも、人工透析の患者さんに限ったことではありません。いま健康な人だって同じです。体力自慢のはずのスポーツ選手がまだ若くしてがんや心筋梗塞などで亡くなっていますね。

彼らは、死ぬ原因を潰すことをしてこなかったとも言えます。なぜなら、健康に自信をもっていたからです。

人工透析はつらいでしょうが、それによって、ほかの人たちよりも健康について深く考えるようになるはずです。「長生きするためになにをしたらいいか」について、誰よりもくわしくなるチャンスだと、とらえてみてはどうでしょう。

劇的に元気になる腎臓移植。もっと気軽に可能性を考えていい。

28

■「わたしの知人が腎臓移植を受けていたと知って驚いています」

腎臓は、人間の体内に溜まっているいろいろな老廃物をろ過し、尿とともに体外へ出す役割をもっています。もし、老廃物を出せなくなれば、毒素が溜まって尿毒症となり、死に至ります。だから、腎臓の働きがひどく落ちたときには、その代わりに老廃物をろ過する人工透析が必要となるのです。

ただし、人工透析でろ過できる老廃物は、正常な腎臓の1～2割にすぎません。人工透析をしている患者さんの多くは赤黒い不健康な顔色をしていますが、それはろ過し切れなかった老廃物によって毒素が少しずつ溜まってくるからです。顔色が悪くなるだけでなく、毒素が溜まれば疲れやすくもなります。

こうした患者さんを見ていて、もっと積極的に考えていいと思うのが腎臓移植です。日本で行なわれる腎臓移植はまだまだ少なく、年間約1300例にすぎません。しかし、欧米では、毎年、相当な数の腎臓移植が行なわれ、とくにアメリカは日本の10倍以上となっています。

日本では、人工透析を必要とする患者さんは身体障害者1級と認定され、医療費はかかりません。人工透析に入る前でも移植手術は受けられ（先行的腎臓移植といいます）、その場合でも保険が適用されます。それでも移植が増えないのは提供者がいないからです。

生体腎移植は怖くない

腎臓移植にはふたつの方法があります。献腎移植と生体腎移植です。

基本的に献腎移植は、脳死または心臓死した人が生前に「腎臓を提供する」という意思を示していた場合に提供者となります。献腎移植を受けるには、日本臓器移植ネットワークに登録して、提供者が現われるのを待つことになります。

待機日数の長さや小児優先など、いくつかの条件で順位が決められますが、平均で15年待たなければならない状況です。重篤な腎症で苦しんでいる患者さんにとって、15年は長すぎます。実際に、腎臓の提供を待ちながら、かなわずに亡くなる患者さんがあとを絶ちません。

そういう事情もあり、いま、日本で行なわれている腎臓移植の約85％は生体腎移植です。もはや、献腎移植に頼るのは現実的ではありません。

生体腎移植は、親子、兄弟姉妹などの親族や、配偶者から提供された健康な腎臓を移植

臓器提供者(ドナー)の選択範囲

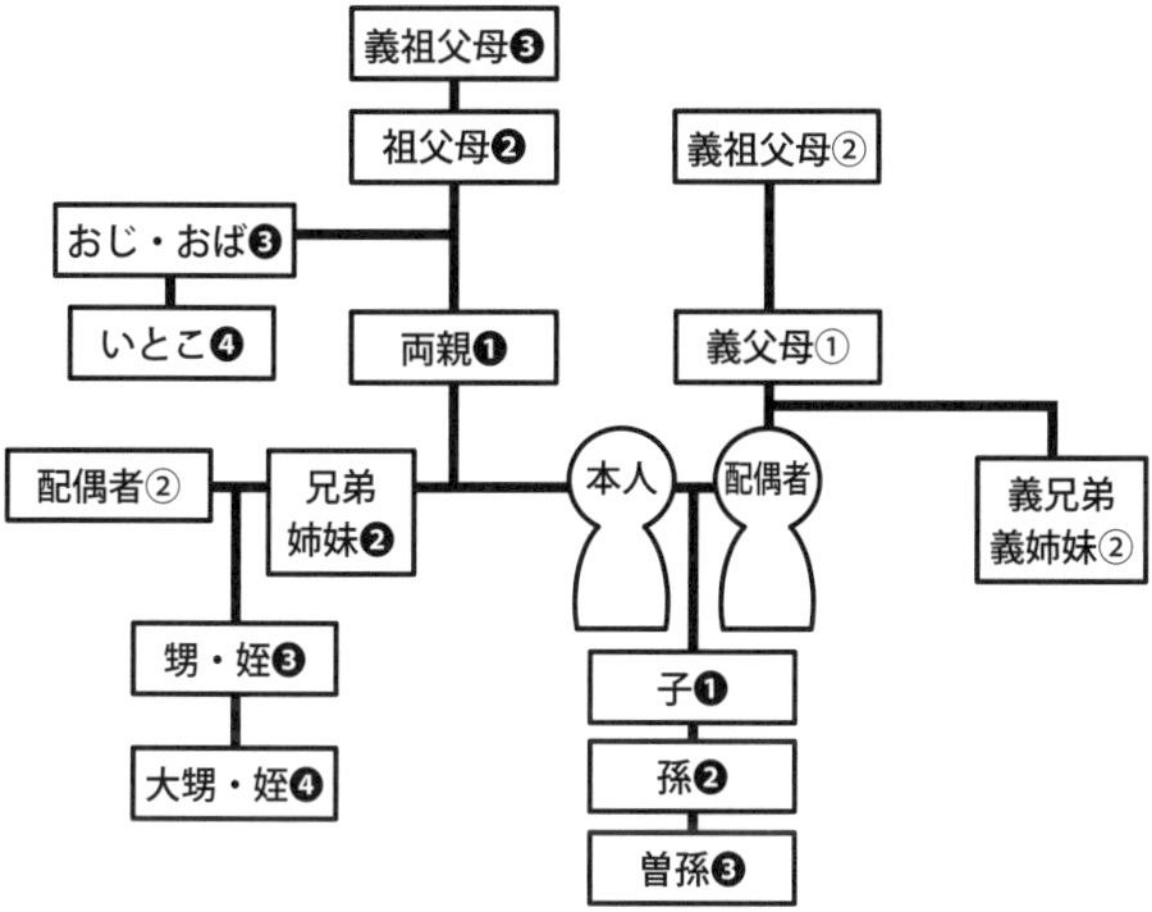

生体腎移植の場合、血族6親等❶〜❹ならびに姻族3親等①〜②までがドナーとして腎提供が可能。

するというものです。

献腎移植では、提供者と患者の血液型やHLA(ヒト白血球型抗原)の適合度が重視されますが、生体腎移植ではそれらが違ってもOKです。というのも、医学の進歩により拒絶反応が抑えられるようになったからです。

いまの生体腎移植は、多くの人が想像しているよりもはるかにリスクが少なくなっています。提供者から腎臓を摘出するのは、たいてい負担の少ない内視鏡下手術で、3時間ほどで終わります。入院も1週間ほどですみます。

おそらく、提供者がもっとも心配するのは「ふたつある腎臓のひとつを取ってしまったら、自分の腎機能が落ち、健康を害してしまうのではないか」ということでしょう。患者さんの立場としても、誰かに提供をお願いするのは気が引けるのです。

しかし、結論から言ってしまうと、まったく問題ありません。

厳密には、腎臓をひとつ摘出すると、ふたつあったころの70~75%の機能になると言われていますが、それによってなんら健康に影響は出ません。

もともと腎臓は余力をもった臓器であり、いつも100%フル稼働しているわけではありません。だから、たとえ、70~75%であったとしても、健康な生活を送るのに十分なろ過機能が維持されます。

ましてや、将来的に人工透析が必要になることもありません。それは、過去のデータが証明しています。

配偶者間の腎臓提供が増えている

149ページの図は、日本移植学会が腎臓の提供を認めている関係性を示したものです。以前は、親が子どもに提供するというパターンが圧倒的に多かったのですが、最近は配偶者間の移植が増えています。

血縁関係にない配偶者は、もともとの体質は似ていません。しかし、拒絶反応を抑えるいい薬ができたために、配偶者間での移植が可能になりました。

もっとも、この図の関係内にいる人なら誰でも提供者になれるというものではありません。健康状態に関するいくつかの指針があります。

・腎臓の状態がいいこと。
・全身性の活動性感染症にかかっていないこと。
・ＨＩＶ抗体が陰性であること。
・クロイツフェルト・ヤコブ病に罹患していないこと。
・がんにかかっていないこと。
・高齢者でないこと。

こうした条件と照らし合わせながら、慎重に判断することが求められます。もちろん、必要な検査は病院で受けられますから、安心してください。

生体腎移植を行なえば、人工透析とさよならできて、まったくの健康人と同じように仕事もでき、旅行も楽しめます。患者さんにとっては、まさに「夢のような治療」です。だから、もっと真剣に、かつ、お気軽に検討していいのです。

糖尿病治療は進歩している。
ただ、恩恵に預かれない人がいる。

29

■「知人も糖尿病患者です。でも、受けている治療がかなり違うのですが……」

医者という職業は、なにも特別なものではありません。日本中に掃いて捨てるほど医者はいます。それは、ほかのどんな職業にもいえることです。

たとえば、タクシーの運転手も、学校の先生も、保険のセールスマンもたくさんいます。たくさんいるけれど、仕事のすすめ方は違います。

タクシーの運転手なら、スピードを出して前の車をどんどん追い抜く人もいれば、裏道に精通していて渋滞を避けるのが得意な人もいれば、対応がとても丁寧な人もいます。

お客であるこちらが、とくに急いでもいなくて余裕があれば、どのタイプの運転手さんでも「プロにまかせておけば大丈夫だろう」と思えます。

しかし、遅刻しそうなときには、丁寧でなくてもいいから空いている道をぶっ飛ばしてくれる運転手さんがベストです。もし、「僕、まだ新人でよくわからないんですが」と言われたら、ほかのタクシーに乗り換えることも必要でしょう。

わたしたちは、こうして日ごろから、自分の好みや事情に合わせてプロの職業人を選択しています。同じブランドの服を扱っている店でも、「銀座店よりも青山店のほうが、的確なアドバイスをしてくれる店員さんがいるからいいわ」などと選んでいます。

医者ほど能力差のある職業はない

ところが、相手が医者となると、選ぼうとする人が少ないのです。本当は医者こそ選ぶべきなのです。

29ページでも述べたように、一口に「糖尿病専門医」といってもさまざまです。専門医ではなく、普通の内科医に診てもらっている患者さんもいることでしょう。その医者がどのような治療をしているかについて真剣に検討したことはありますか？

「患者の側から検討などしなくても、必要な治療をしてくれているはずだ」

こう信じ切っているのではありませんか？

たしかに医者はみな、患者さんの病気をよくしたいと考えています。だから、その医者なりに最善を尽くしているはずです。ただ、その最善が医者にとってのものであり、糖尿病治療の最善ではないとしたらどうでしょうか。

ある地方の個人医院は、内科・小児科の看板を掲げています。昔からある医院のため、お年寄りの患者さんが多く、長く糖尿病で通っている人もいます。

その医院の院長が糖尿病の患者さんに対して行なうのは、採血・採尿検査と薬の処方です。薬はここ何年も同じものを出しています。院長の知識では、それが最善なのです。

患者さんは「医院長先生が最善を尽くしてくれているのだから大丈夫だ」と信じています。でも、いずれ人工透析や失明を避けられない事態に陥るかもしれません。

昔だったら、「糖尿病が進行すれば、それはしかたのないことなんだよ」と納得せざるを得なかったでしょう。しかし、いまは治せる医者、治せない医者がいます。

糖尿病治療は革命期を迎えている

糖尿病治療に関して、いま「革命期にある」とわたしは強く感じています。

わたしは、医者になってすぐに糖尿病を専門に選び、多くの臨床経験を積んできました。そのなかで早くから「問題は合併症だ」と考え、合併症を治す方法について研究を重ねてきました。しかし、それはかなりむずかしいことで、合併症を防ぎ、進行を遅らせることをメインに考えざるを得ませんでした。

ところが、最近になって画期的な薬が次々と登場し、それらを患者さんに処方してきた結果、「初期の糖尿病腎症は確実に治る」という実感を得ることができています。

積み上げてきた経験によってわたしは、これまでの治療方針も変化させ、いまの糖尿病治療における最善を尽くしています。

これからも、どんどん新しい薬、よりよい薬が出てくることでしょう。患者さんはそれを処方してもらう権利があります。ただ、その権利を履行できる医師とそうでない医師がいるということを心に留めておいてほしいのです。

糖尿病治療に最初に革命を起こしたのは、インスリンを発明した研究者たちです。

1型糖尿病を発病した患者さんはたいてい1年ももたずに亡くなるため「死の病」と恐れられていたのに、インスリンが使われるようになると劇的に改善し、死をまぬがれるようになりました。

このときと同じレベルの革命が、いまの糖尿病の治療現場に起こっています。

その革命の恩恵に、あなたは預かっているでしょうか?

主治医は、新しい情報についていろいろ伝えてくれますか?

それとも、5年前と同じことを言っていますか?

患者さん自身が革命の最前線に立つためには、医者まかせではなく、妥協を許さない強い意志が必要なのです。

パート5

誤解されがちな「食生活」と「運動」の注意

もっとも効果的なのは、
食後すぐに歩くこと。
家のなかで足踏みしてもOK。

30

■「運動しろとよく言われる。でも、忙しくてなかなか時間が取れない」

糖尿病の患者さんなら、医者から「運動のために歩いてください」と言われた経験があるでしょう。でも、「食後すぐに歩け」とは言われていないのではありませんか？

同じ歩くなら間違いなく食後がいいのに、それを知らずにムダな運動をさせられているのではないでしょうか。あるいは、スポーツクラブに入会しては、すぐにいやになったりしていませんか。

必要とはわかっていても、運動習慣が身につかない人にその理由を聞いてみると、「なかなか効果が出ないから」という答えがよく返ってきます。

「ダイエット効果を期待して走ってみたものの、1週間で0・5キログラムも落ちなかったのでいやになりました」

じつは、運動は「すぐに効果を実感できる」方法で行なうのがいちばんです。誰だってよい結果が出れば「もっと運動しようかな」という気になるでしょう。

そんな都合のいい運動法は、なんといっても食後すぐに歩くことです。

食後すぐに運動すると、たとえ炭水化物を食べても血糖値があまり上がらないのです。

食事を開始して15分ほどして血糖値は上昇をはじめ、ほぼ1時間後にピークを示します。この上昇中のタイミングで運動をすると、血液中のブドウ糖が消費され血糖値を上げずにすむのです。

このことは、わたしのクリニックに通う患者さんたちが証明ずみです。同じ内容の夕食で、運動しなかったときは250を超えた食後血糖値が、運動すると180弱に収まった例などがたくさんあります。

ウォーキングは20分以上が理想

運動といっても激しいことをする必要はありません。少し速めに大股で歩くのがいちばんです。それも、20分でOKです。

ただ、15分ではちょっと足りません。運動をはじめて10分くらいから血液中のブドウ糖が消費されていくので、なんとか20分は続けたいところです。

この運動法は、接待などで2時間もかけて食事するようなときには向きません。なぜなら、店を出たときには、すでに食後血糖値は上がり切ってしまっているからです。

自宅に帰って30分で夕食をすませてから、すぐに歩きはじめるのがベストでしょう。

わざわざ外に歩きに出るのが面倒な人は、ステッパーを踏むだけでもOKです。テレビの前にステッパーを置いて、好きな番組を観ながら20分踏み続ければ、歩いたのと同等の効果が得られます。

場所も取らずに簡単に踏み込み運動ができるステッパーが、インターネットで1万円以下で手に入ります。真夏や真冬、雨の日にも重宝しますから、1台用意しておくといいかもしれません。

朝食時や昼食時も工夫次第

食後すぐに20分歩くという方法は、勤め人の昼食時にも向いています。

会社の昼休みはたいてい1時間くらいあるはずです。しかも、外食となればどうしても炭水化物を避けられません。ならば昼食後に歩けばいいのです。

会社を出て店を決め、注文して食べ終わるまでに40分あれば十分ではありませんか？ だとしたら、残りの20分を早足で歩くことができるでしょう。

もちろん、朝食後に取り入れることも可能です。

ある患者さんは、天気のいい日は、身じたくを整えて家を出る直前に朝食を摂るようにしています。そのあとすぐに家を出て歩くためです。本当なら電車の駅までバスに乗るところを、早足で歩くと25分くらいになるそうです。

「もちろん、汗だくになるような季節にはやらないけどね」

この患者さんのように、自分の都合に合わせて無理なく効果を手にするのが、楽しく運動を続けるコツといえるでしょう。

空腹時の運動は効果が少ない

逆に言えば、食後の20分歩きが続けられたら、運動はそれで充分です。

「ウォーキングするくらいなら、マラソンにでも挑戦しようか」と、あまり前向きになられても困ります。糖尿病の患者さんは、血管が弱くなっているので、無理をすれば心筋梗塞や脳卒中を起こしかねません。とくに、短距離走など息を止める場面の多い無酸素運動は危険です。

また、肥満があれば、激しく動くことで膝や股関節などを痛める可能性もあります。いったん関節を痛めてしまうと、それが原因で運動ができなくなるので、「飛ばしすぎ」はNG。むしろ、食後すぐに歩くほうが、ダイエットにも効果があります。

無理をしないことに加え、糖尿病の患者さんが運動をはじめるときには、いくつかの注意が必要です。

まず、空腹時の運動はおすすめしません。食後血糖値の上昇を抑えるために運動するのが効率的なので、空腹時の運動は、血糖値を下げるにはあまり意味がないのです。

加えて、血糖値を下げる薬やインスリンを使っている人は、空腹時に運動すれば低血糖を起こす危険性が高まります。低血糖が起きたときに備え、たとえ空腹時でなくとも、スティックタイプのブドウ糖などをポケットに入れておくといいでしょう。

血液をドロドロにしないためにも、まめに水分補給をしましょう。長時間歩くときなどは、かならず飲み物を携帯してください。ただし、スポーツドリンクは想像以上にたくさんの糖分が含まれていますから、ミネラルウォーターやお茶にしましょう。

そのほか、風邪をひいていたり、いつもより血圧が高かったりなど「不調」を感じるときも運動はお休みです。

こうしたことを守り、さっそく明日から食後すぐに歩いてみてはいかがでしょう。

そして、20分歩いたあとに血糖値を測定し、効果を実感してください。効果が実感できれば、運動はちっとも苦ではなくなるはずです。

ざるそばは、
血糖値を上げる危険な食べ物。

■「油っぽいものが好きで医者からしかられる。昼は軽めにそばを食べればいい？」

109ページでも述べたように、糖尿病の患者さんの食事法について、日本では見解が分かれています。日本糖尿病学会では、あくまでカロリー制限をとっており、それに従っている医者が圧倒的多数です。しかし、わたしは自信をもって糖質（炭水化物）制限をすすめています。

糖質制限とは、砂糖など甘いものはもちろんのこと、ご飯や麺類、パンなどのいわゆる主食を減らす食事法です。

アメリカ糖尿病学会の公式ガイドブックには、こう記されています。

「糖質は摂取後15分以内に血糖値を上げ、2時間以内に100％ブドウ糖に変化して吸収される。しかし、タンパク質や脂質はまったく血糖値を上げない」

つまり、さっぱりしたざるそばを食べると血糖値は上がるけれど、分厚い肉（タンパク質）をたっぷりのバター（脂質）で調理したステーキは血糖値を上げないといっているのです。

こうしたことから、世界では糖質制限が主流になっています。

もっとも、わたしが糖質制限をすすめるのは、アメリカかぶれしているからではありま

糖質量

ファストフード

食品名	糖質量	食品名	糖質量
フライドチキン(100g)	8g	フライドポテト	50g
チキンナゲット(5個)	20g	コーヒー(ブラック)	1g
アップルパイ	25g	コーラ	23g
ハンバーガー	30〜40g	シェイク	40g

コーラやシェイクといった飲料も糖質が高い。

コンビニ

食品名	糖質量	食品名	糖質量
唐揚げ(6個)	8g	菓子パン	40g
サンドイッチ	18g	おにぎり	40g

手軽に食べられる菓子パンやおにぎりの糖質が高い。

せん。自分の患者さんたちのデータがあるからです。

わたしは、自分のクリニックを開業して以来、すべての患者さんに糖質制限をすすめ、それを実行してもらっています。

いまでこそ、さまざまなところで糖質制限について語られるようになりましたが、最初のころは、みんなびっくり。それまで、カロリーのことばかり言われてきたからです。

「本当に肉を食べてもいいの?」

半信半疑の患者さんに、わたしはこうお願いしています。

「なにはともあれやってみて、実際に

血糖値を測ってみてください」

単純にカロリーを比較してみれば、200グラムのサーロインステーキで約600キロカロリー、ざるそば1枚が約300キロカロリー。提供する店の調理法や量によって差はありますが、圧倒的にステーキのほうがカロリーが高くなっています。

このふたつを食べくらべてみたある患者さんは、ステーキのときの食後血糖値が105だったのに対し、ざるそばの場合260まで上がりました。

こんなふうに、いろいろな角度から協力をしてくれる患者さんがたくさんいて、そのデータを持ち寄ってくれます。そのたびにわたしは、「間違いなく、炭水化物は血糖値を上げる」と確信を新たにするのです。

もっとおかずをしっかり食べてください

糖質制限は、「1日1400キロカロリーまで」などと決められたカロリー制限と違って、あまり神経質に考えずに大ざっぱに取り組むことができます。

いちばんわかりやすいのが、ご飯や麺類、パンなどの主食を減らすこと。厳密には「1食分の糖質を20グラム以下にする」という目標が掲げられていますが、主食を抜けばそれは達成できますから、細かいことは忘れてOKです。

最初は、3食のうち1食は主食を抜くようにするといいでしょう。そして、慣れてきたら、ほかの2食も主食を減らしていきましょう。

お酒を飲む人なら主食を抜く

夕食に主食を抜くのはお酒を飲む人なら、意外と簡単です。糖質ゼロタイプのビール、もともと糖質が一切含まれていない焼酎やウイスキーを飲みながら、おかずをつまんでいれば主食なしで満足できるでしょう。

飲めない人でも、夕食にはおかずを多めに食べるようにして主食を抜いてみましょう。ただし、シュウマイの皮や、甘い調味料など思わぬところに糖質は潜んでいますから、つまらぬ「損」をしないよう注意が必要です。

鍋料理なら、肉、魚、野菜、豆腐、キノコ類……と、具はすべて低糖質なものばかりなのでお腹いっぱい食べられます。もちろん、シメの雑炊やうどんはなし。代わりにシラタキなどで麺気分を味わってみるのもいいでしょう。

「主食を抜く」というと、なんだかとても大変なことのように思えるかもしれません。しかし、炭水化物を「主」に置いている日本は、世界的に見れば例外です。フレンチやイタリアンのメニューで「メイン」に鎮座しているのは肉や魚です。ここは、欧米人になったつもりで発想を転換していきましょう。

清涼飲料水は砂糖の塊

せっかく炭水化物を減らす努力をしても、それを台無しにしてしまうのがお菓子や清涼飲料水です。

小さなおまんじゅう1個でも、甘いものは確実に血糖値を上げます。ためしに、食べはじめた1時間後に血糖値を測定してみてください。ぎょっとして、次からは誘惑に勝てるようになるかもしれません。どうしても甘いお菓子がほしいときには、ポリフェノールを多く含む、カカオ純度の高いダークチョコレートがおすすめです。

飲み物では、無糖でない缶コーヒー、清涼飲料水、ジュースなどは糖質の塊と考えていいでしょう。とくに炭酸が入ったものは、実際よりも甘味を感じにくくなっています。栓をあけた清涼飲料水を放置し、炭酸を抜くと、その甘さがわかります。

こうしたもので、いたずらに糖質をとらないようにしましょう。

野菜がすべていいのではない。
食べ方についての知恵も大事。

32

■「野菜だけは欠かさずに食べるようにしていますが、それでいいでしょうか？」

野菜は総じて糖質が少なく、かつ繊維質がたっぷり含まれているので積極的に食べてほしい食材です。ただし、例外はあります。

野菜のなかで案外糖質が多いのがタマネギで、100グラム中7・2グラムの糖質を含みます。トウモロコシは17・2グラムとかなり高くなっています。そのほか、大根3・6グラム、ごぼう3・4グラム、ソラマメ6・5グラム、パプリカ6・2グラム、レンコン5・4グラムなどが高めな野菜です。

また、最近よく売られている高糖度トマトは、名前のとおり糖質が多く含まれます。

とはいえ、いちいち細かいことを覚える必要はありません。基本的に「根菜は糖質が多い」「甘さを感じる野菜は糖質が多い」と考えていれば間違いないでしょう。

根菜のなかでも、とくにイモ類には注意。ポテトサラダは野菜ではなく炭水化物だと認識してください。

ちなみに、サラダにつきもののドレッシングやマヨネーズは、カロリーは高いですが糖質は低いので安心して使ってください。マヨネーズをたっぷりかけたブロッコリーよりも塩をぱらぱら振っただけのじゃがいものほうが、はるかに血糖値を上げます。

もっとも、少しくらいなら糖質が多めの野菜も食べてもかまいません。「これはちょっと糖質が多いから食べ過ぎないようにしておこう」と理解していれば大丈夫。大事なのは知恵なのです。

血糖値の上昇を抑えるために、野菜を最初に食べる

食事に関しては、食べ方の知恵も重要です。せっかく野菜を食べるなら最初に食べてください。というのも、繊維質が多い野菜を最初に食べることによって血糖値の上がり方が緩やかになることがわかっているからです。

もし、あなたの目の前にハンバーグ定食が置かれているなら、最初に繊維質の多いサラダ、次にタンパク質のハンバーグ、最後にご飯を食べるようにできたらベストです。これによって血糖値の上昇を抑えることができ、また最後にまわしたご飯つまり炭水化物を半分くらい残すこともできるでしょう。

最悪なのは、最初に炭水化物を食べること、しかも1食抜いたあとなどのすきっ腹に食べることです。

いま、アラブ諸国で糖尿病が激増しています。おそらく、禁酒国が多いこととラマダンが影響しているとわたしは思っています。お酒を飲まない人は、おかずをつまむよりも主食を摂る割合が多くなります。また、この地域の人々は甘いものが好きな傾向にあります。

加えて、ラマダン期間は、日の出から日没まで食事を摂らないため、1日3食のリズムが崩れます。

じつは、1日3食のリズムは血糖値を安定させるために重要な役割を果たしています。食事に含まれる糖質は、ブドウ糖に分解されて小腸から吸収されます。吸収されたブドウ糖は血液中に取り込まれ、食後1時間くらいにピークを迎えてそのあと下がっていきます。そして、また次の食事を迎えるというサイクルができあがっています。

ところが、1食抜くと次の食事で食べ過ぎるだけでなく、過剰に摂取されたエネルギー源のブドウ糖を脂肪に変えてたくわえます。つまり、血糖値が上がるだけでなく太るのです。ポイントは、1日3食のリズムを守り朝食を抜いたりしないこと、空腹時のどか食いは避けること、とくに、いきなり炭水化物をかき込むようなことをするのはNGです。

同じものを同じ量食べても、食べ方によって体への作用は違ってきます。それを知的なゲームと思って楽しみましょう。

加熱しないで
ナマモノを食べなさい。

33

■「合併症を進行させない食べ方の注意はありますか?」

合併症の真犯人である「AGE」について、ここでもう少しくわしく説明しましょう。

AGEはAdvanced Glycation End-productの略で、日本語では終末糖化産物となります。

AGEは、ブドウ糖が体内のタンパク質と結合してできるタチの悪い物質です。糖尿病合併症の原因となるだけでなく、老化全般とくに肌のシミ、シワの最大の原因となることがわかっています。わたしは「人類最大の敵」だと思っています。

AGEがつくり出される仕組みを説明しはじめると大変にむずかしくなってしまいますので、大ざっぱに以下のことを覚えておいてください。

①AGEは血液中のブドウ糖が、体内のタンパク質と結びついてできる。

②一度できたAGEは非常に長期にわたって体内に残る。

③AGEはタンパク質を変性、劣化させる。

④AGEは食べ物からも体に入ってしまう。

わたしたちの肉体は、水分を除くとそのほとんどがタンパク質でできています。ということは、血液中のブドウ糖が結びつく相手はいくらでもいるということです。だから、血糖値が高ければ、ＡＧＥもどんどんできてしまうということがわかるでしょう。

10年前のＡＧＥが合併症を起こす

また、ＡＧＥがしつこく体内に残ることで、長年にわたって体がダメージを受けます。

現在の血糖値がコントロールされていて、ヘモグロビンＡ１ｃも正常値の範囲内にあるのに、合併症を発症する人がいます。こういう人は過去に長く高血糖が続いていて、そのときに大量のＡＧＥがつくられたのだと推測されます。

アメリカで行なわれた調査では、６年半にわたって血糖値のコントロールが悪かった人は、その後10年厳しくコントロールしても合併症が出てくることがわかっています。

さらに、ＡＧＥがタンパク質を変性、劣化させるということは、わたしたちの肉体のあらゆるところがＡＧＥによってやられてしまうということです。

13ページでも述べたように、ＡＧＥは腎臓の膜に穴をあけたり、脳にたまってアルツハイマーを引き起こしたりします。最新の研究では、皮膚のタンパク質にくっついてシミやシワの最大の原因になることもわかってきました。

血管の主成分もタンパク質ですから、ＡＧＥは血管も変性、劣化させてもろくします。

こうして、糖尿病合併症が進行し、心筋梗塞や脳卒中も引き起こしやすくなります。

食べ物のAGEは調理法で決まる

このように、AGEの危険に晒《さら》されている糖尿病の患者さんは、食べ物から摂取するAGEについても注意が必要です。食べ物から体内に入ったAGEは、消化のプロセスで大半が分解されるものの、一部は血液中に入ります。通常は腎臓から老廃物として尿中に排泄されます。このため、臓器に溜まるAGEはわずかです。しかし、糖尿病で腎臓が悪くなっていれば、血液中のAGEのろ過機能が落ち、臓器に溜まりやすくなります。

AGEはどんな食材においても「加熱」することで増えることがわかっています。しかも、茹《ゆ》でるより焼くことで、焼くより揚げることで増えます。つまり、加熱の温度が高いほど増えるのです。

179ページに、調理法別のAGEを掲載しました。一例として、鶏の胸肉90グラム中のAGEについて見てください。生の状態では692だったAGEが、煮ると1011に、焼くと5245に、揚げると6651に増えています。しかも、1時間という長時間煮たものに対し、揚げ時間は8分と短いにもかかわらずです。

これは、魚や野菜などあらゆる食材について共通しています。つまり、AGEを溜めないようにするためには、野菜なら炒めるよりサラダで、豆腐なら湯豆腐よりも冷や奴を、魚ならムニエルよりも刺身をという具合に、できる限り生で食べることです。

肉を生で食べるわけにはいかないでしょうが、加熱方法を選ぶことで変わります。揚げたり焼いたりするよりは、水炊きやしゃぶしゃぶといった食べ方が望ましいのです。

ちなみに、バーベキューで焼いた食材には焦げた部分ができますが、そこには高濃度のAGEが存在します。焦げは発がん物質も含むので口にしないようにしましょう。

早くから「合併症の真犯人はAGEだ」と考えていたわたしは、アメリカのロックフェラー大学で研究中に、血液中や尿中のごく微量のAGEを検出する方法を発明しました。そして、1992年に「サイエンス」に論文を発表し、大きな反響を呼びました。

いまでは、世界中で研究が進み、血液中のみならず、皮膚に蓄積したAGEも測定できるようになっています。

わたしは患者さんのAGEをたびたび測定しますが、そこでは、食事に注意することでAGEを下げる効果があることがはっきりと見て取れます。

食品のAGE含有率

高炭水化物食品

食品名	AGE含有率
食パン(中心)	7KU/30g
食パン(中心をトースト)	25KU/30g
食パン (耳の部分)	11KU/30g
食パン(耳の部分をトースト)	36KU/5g
ジャガイモ(25分ゆでる)	17KU/100g
フライドポテト(自家製)	694KU/100g
フライドポテト(ファストフード)	1522KU/100g

食パンは耳の部分をトーストすると、含有率がもっとも高くなる。

鶏胸肉(皮なし)

食品名	AGE含有率
生肉	692KU/90g
煮る(1時間)	1011KU/90g
焼く(15分)	5245KU/90g
揚げる(8分)	6651KU/90g
電子レンジで加熱(5分)	1372KU/90g

焼いたり揚げたりするより、電子レンジの利用が良い。

肉

食品名	AGE含有率
フランクフルト(豚肉/7分ゆでる)	692KU/90g
フランクフルト(豚肉/5分焼く)	1万143KU/90g

5分焼いただけでAGE含有率は1万を超してしまう。

魚

食品名	AGE含有率
サケ(10分揚げる)	1348KU/90g
サケ(生)	502KU/90g
サケ(スモークサーモン)	515KU/90g
マグロ(25分焼く)	827KU/90g
マグロ(しょう油をつけて10分焼く)	4602KU/90g
マグロ(オイル缶詰)	1566KU/90g

マグロはしょう油をつけて焼くと、普通に焼くよりも含有率が約5倍になる。

卵

食品名	AGE含有率
卵黄(10分ゆでる)	182KU/15g
卵黄(12分ゆでる)	279KU/15g
卵白(10分ゆでる)	13KU/30g
卵白(12分ゆでる)	17KU/30g
卵(マーガリンで焼く)	1237KU/45g

卵黄のほうが含有率が高い。

大豆製品

食品名	AGE含有率
豆腐(生)	182KU/15g
豆腐(ゆでる)	3696KU/90g
豆腐(油で炒める)	3447KU/90g

ゆでると、生で食べるよりも含有率が約4倍になる。

果物

食品名	AGE含有率
リンゴ(生)	13KU/100g
リンゴ(焼く)	45KU/100g

甘い果物は、AGEの含有率だけでなく、糖質も低くはない。

緑茶、豆乳、酢は
AGEを下げることがわかっている。

■「AGEを減らすいい食べ物や飲み物はありませんか？」

AGEを増やす食べ物がある一方で、阻害する栄養素があることもわかっています。その代表格がビタミンB1とビタミンB6です。

ビタミンB1は、豚肉、大豆食品、うなぎ、ゴマなどに、ビタミンB6は、牛肉、鶏肉、カツオ、マグロ、ニンニクなどに多く含まれます。

いずれも1日あたりの摂取推奨量は男性が1・4ミリグラム、女性が1・1ミリグラムとなっており、この基準量以上を摂取することが望まれます。

ただ、ビタミンB群は水溶性で、体内に蓄積されずにあまった分は尿から出てしまいますから、毎日摂り続けることが重要です。食事からなかなか摂れないならば、ビタミンBコンプレックスのサプリメントを活用してもいいでしょう。

さらに、カテキンもAGE阻害効果が高い栄養素です。カテキンは緑茶にたっぷり含まれています。緑茶は血糖値を上げる心配もまったくないので、普段から積極的に飲むことをすすめます。

ちなみに、茶葉にお湯を注ぐ方式だと、1煎めでは含まれるカテキンの60％しか溶け出してきません（3煎めでようやく90％）。それよりも茶葉ごとすりつぶしたものを飲料に溶かして飲むことで、より効率的にカテキンを摂ることができます。

特性ドリンク「カテキン豆乳」

ビタミンB1、ビタミンB6、カテキンが一度に摂れる食品として、わたしが提案しているのが「カテキン豆乳」です。つくり方はとても簡単で、200ミリリットルほどの豆乳に、スプーン1杯の粉茶をまぜるだけ。アイスでもホットでも楽しめます。

粉茶は、普通の茶葉をすり鉢かミルで細かく砕いて粉末状にすればOKです。もちろん、抹茶を用いてもかまいません。粉茶は、豆乳以外にスープなどに混ぜてもおいしいので、多めにつくりおきしておくといいでしょう。

豆乳は、ビタミンB1、B6とともに豊富なだけでなく、レシチン、サポニンといった抗酸化物質が含まれています。緑茶はカテキンのほかにも、ビタミンA、C、Eがたっぷり含まれています。これらが合体した特製ドリンクを1日に1～2杯飲む習慣をつけると、AGEをかなり阻害できるでしょう。

また、アルコールがAGEを下げるという論文も出ていて、とくに赤ワインがいいとされています。毎日の夕食時にほどほどのワインをたしなむ習慣は、やはり理にかなっているのです。

酢を活用した調理でＡＧＥを減らす

さらに、最近になって、お酢がＡＧＥを減らすこともわかってきました。

どのような食材でも、加熱することでＡＧＥが増えることはすでに177ページで述べました。ところが、前もって酢に漬けてから加熱するとＡＧＥが半分くらいになるのです。肉や魚などを加熱調理するときは、その下味つけで積極的にお酢を利用しましょう。

ほかにもお酢には、乳酸を処理して疲労を回復したり、唾液の分泌を促したり、食後血糖値の上昇を緩やかにするなど、健康上のさまざまな効果があることが、専門家たちの研究で明らかになっています。

あのつんとくる匂いのためにお酢を苦手とする人がけっこういますが、料理の下味つけに使うのであれば、加熱時に匂いは飛んでしまうので抵抗なく食べられます。

普通の米酢だけでなく、黒酢、ワインビネガー、りんご酢などいろいろ売られています。風味の違いを楽しみながら毎日の暮らしに取り入れてください。

我慢してストレスを溜め込まずに、好きなものを食べなさい。

35

■「やっぱり人生を楽しみたい。好きなものを食べてはダメ？」

カロリー制限にしろ、わたしが推奨する糖質制限にしろ、血糖値が高い人はなにかしら好きな食べ物を我慢しなければなりません。

カロリー制限をとればとんかつや天ぷらなどはもってのほかですし、糖質制限ではラーメンやカレーライスが危険な食べ物となります。

肉や魚、野菜など、おかずが好きな人にとって糖質制限は取り組みやすいですが、現実問題として「炭水化物はいらない」というわけにはいかないでしょう。

ほかほかの炊きたてご飯、麺類、パンといった主食をきらいな人はいません。なぜなら、人間は糖質を「おいしい」と感じるようにできているからです。

人間に限らずすべての動物は、酸素とブドウ糖を反応させてATP（アデノシン三リン酸）というエネルギー源をつくるシステムによって進化してきました。酸素は周囲に無限にあるため不足しませんが、ブドウ糖は自分で摂取しなくてはなりません。しかも生きている間ずっと摂取し続けなくてはなりません。

そのため、どんな人であっても、糖質を食べた瞬間に幸せを感じるようにできているのです。幸せを感じる糖質は一種、麻薬のような側面もあり、実際に糖質の過剰摂取をやめられず中毒症状を起こしている人もいます。

このようなことから、糖質制限も、あまり厳格にやろうとすれば無理が出ます。ときにはいいかげんになることが、結果的にうまくいくコツです。

ときには、思いっ切り食べてください

まだ若い患者さんならば、将来ひどい合併症を起こさないように気をつける必要があります。若いころに糖尿病を発症した人ほど合併症が重症化しやすいことがわかっていますから、糖質制限もできるだけまじめに取り組んでください。

でも、60歳を過ぎたのなら少し緩めていいでしょう。

わたしもそうですが、60歳の声を聞いたころから、色気より食い気になる人が多いはずです。いってみれば「食べることがいちばんの幸せ」なのです。

食べたいものを食べずに我慢し、血糖値を上げないように頑張っているだけでは幸せな生活とはいえません。

手術ができる条件のヘモグロビンA1c8・3以下をキープできているなら、ときには

好きなものを好きなだけ食べてもいいでしょう。

たとえば、糖質制限を続けていても「2日に1食は主食を食べてOK」と決めるのもひとつの方法です。

ある患者さんは、「月・水・金のお昼は糖質制限はお休み」にしているそうです。「月・水・金のお昼ご飯は好きなラーメンを食べられると思えば、それを楽しみにほかの日も乗り切れる」と言っています。

あるいは、90ページで紹介した薬（SGLT2）を処方してもらい、ときどき使ってみることを考えてもいいでしょう。

過去において、糖尿病はじつに恐ろしい病気でした。「なんとしても血糖値をコントロールしなくてはいけない」と、患者さんは病気に振り回され、支配されていたと言っても過言ではありません。

しかし、医学はめざましく進歩しました。研究が進み、合併症についてもさまざまな治療法が確立されつつあります。あなたもその進歩にあずかって、あまり血糖値のことを気にし過ぎずに、人生を大いに楽しんでほしいと思っています。

そのためにも、本当の進歩に預かれる状況に我が身を置く必要があるのです。

おわりに

糖尿病は恐ろしい病気ではない。

本書では、いろいろと専門的なデータも紹介しました。ゆえに、とっつきにくい話題もあったかもしれませんが、最後まで読んでくださり、ありがとうございます。

長く臨床現場にいるひとりの医者として、わたしはいま、圧倒的な医学の進歩を実感しています。しかも、昨今の進歩は、少しずつというレベルではなく、ものすごい右肩上がりのものとなっています。

そのなかでも、もっとも進歩が著しいのが糖尿病治療です。

ここ20年ほどの間に、糖尿病は世界中で激増し、どこの国でも大きな問題となりました。しかし、それは広く研究を進めることにもつながりました。

製薬メーカーは、儲かる薬をつくることに必死で取り組んでいます。患者さんが多いことは彼らのモチベーションとなり、それによって、本書でも紹介したような奇跡の薬が発見されたといえます。しかも、大昔の忘れられた薬が、じつは腎症の特効薬だったとは、医学の奥深さを感じずにはいられません。

これらの薬のすばらしいところは、新薬と違って副作用の心配がほとんどいらないことです。いま、さらにいい薬を製薬会社が開発しており、今後たくさんの患者さんが救われることでしょう。まさに奇跡が起こっているのです。

糖尿病の歴史における最初の奇跡は、1921年のインスリン発見です。

1型糖尿病は若くして発症することが多い病気ですが、かつてこの病《やまい》に冒された人は、苦しんだあげくに1年ほどで命を落としました。

そんな「死の病」から人々を救ったインスリン。インスリンを開発した医学者たちは、「ミラクル」と称えられ、2年後の1923年にノーベル生理・医学賞を受賞しました。多くのノーベル賞が、功績からかなり年月を経て贈られることを考えると、いかに人々から待ち望まれた奇跡が起こったのかがわかるでしょう。

それから90年以上を経て、多くの患者さんを苦しめてきた腎臓の合併症が薬で治るようになりました。これをわたしは、インスリン以来の奇跡だと思っています。

糖尿病は、もはや恐ろしい病気ではなくなりました。

あなたも、普通の人たちと同じように長生きできます。だからこそ、がんや心筋梗塞などの病気で命を落とすことがないようにしてほしいのです。

わたしは、研究者として糖尿病腎症を治す薬をつくることを夢みてきました。それがもう現実になったのです。いまは、このミラクルをできるだけ多くの糖尿病患者さんに伝えることがわたしの使命だと思っています。

本書は、糖尿病の専門書でありながら、じつは、あなたの全身について考えるものとなっていたことに気づいてくださったでしょうか。

あなたが、本書で得た知識を最大限に生かし、人工透析や失明を免れ、さらにはほかの重篤な病気とも無縁で長生きしてくれることを切に願っています。

糖尿病になっても100歳まで長生きできる

二〇一五年一二月三〇日　第一版　第一刷

著　者……………牧田善二
発行者……………後藤高志
発行所……………株式会社　廣済堂出版
〒一〇四―〇〇六一　東京都中央区銀座三―七―六
電　話　〇三―六七〇三―〇九六四（編集）
〇三―六七〇三―〇九六二（販売）
FAX　〇三―六七〇三―〇九六三（販売）
振　替　〇〇一八〇―〇―一六四一三七
URL　http://www.kosaido-pub.co.jp
装　丁……………盛川和洋
印刷所
製本所……………株式会社　廣済堂

ISBN978-4-331-51989-9 C0295

健康人新書

医者は認知症を「治せる」

河野和彦

認知症は「治らない」のが常識とされてきた。しかし、実は、医者は認知症を「治せる」のだ。医者である著者は、独自の治療法「コウノメソッド」を確立し、患者のかかりつけ医でも実践できるように無料公開している。

ISBN 978-4-331-51862-5 定価：本体800円＋税

首や腰をボキボキ鳴らすと早死にします

石部伸之

首を含む背骨は大切に扱わなくてはならない。本書は、リハビリのプロがそのためのエクササイズや背骨メンテナンス法を紹介。肩コリ、首コリ、腰痛を治すカギは「背骨」にあることがよくわかる。

ISBN978-4-331-51873-1 定価：本体800円＋税